一流本科专业建设系列教材·药学专业

天然药物化学实验与学习指导

主　编　李干鹏　胡建林

副主编　刘丹丹　罗建蓉　左爱学　张维明

U0207521

编委成员（按姓氏笔画排序）

丁彩凤（昆明医科大学）	何正春（大理大学）
于浩飞（昆明医科大学）	张兴平（昆明医科大学）
王　扣（昆明医科大学）	张荣平（云南中医药大学）
左爱学（云南中医药大学）	张雪梅（昆明学院）
刘丹丹（昆明医科大学）	张维明（昆明学院）
刘怡杉（云南民族大学）	罗建蓉（大理大学）
江世智（大理大学）	胡建林（昆明医科大学）
祁艳艳（云南民族大学）	施贵荣（大理大学）
李干鹏（云南民族大学）	董发武（云南中医药大学）
李明明（云南中医药大学）	蒋云涛（云南民族大学）
杨　雁（昆明医科大学海源学院）	雷　婷（大理大学）
何　方（昆明学院）	

科学出版社

北京

内 容 简 介

本书依照教育部相关文件和精神,根据专业相关教学要求和课程特点,结合《中国药典》和相关执业考试内容编写而成,全书共分成三部分内容。第一部分系统地介绍了天然药物化学实验的基础知识、操作方法和鉴定方法;第二部分为实验内容,按照天然药物化学课程系统分成各论、设计性实验;第三部分为天然药物化学各章节的学习指导和参考答案。

本书为实验教学用书,主要供医药院校药学类、中药学类各专业使用,也可作为医药行业考试与培训参考用书。

图书在版编目(CIP)数据

天然药物化学实验与学习指导 / 李干鹏,胡建林主编. —北京:科学出版社,2023.7

一流本科专业建设系列教材·药学专业

ISBN 978-7-03-068671-8

Ⅰ. ①天… Ⅱ. ①李… ②胡… Ⅲ. ①生药学—药物化学—化学实验—高等学校—教学参考资料 Ⅳ.①R284-33

中国版本图书馆 CIP 数据核字(2021)第 075235 号

责任编辑:李 植 / 责任校对:宁辉彩
责任印制:赵 博 / 封面设计:陈 敬

科 学 出 版 社 出版
北京东黄城根北街 16 号
邮政编码:100717
http://www.sciencep.com
北京厚诚则铭印刷科技有限公司印刷
科学出版社发行 各地新华书店经销
*
2023 年 7 月第 一 版 开本:787×1092 1/16
2024 年 7 月第二次印刷 印张:5 3/4
字数:250 000
定价:35.00 元
(如有印装质量问题,我社负责调换)

前　言

　　天然药物化学是一门实践性很强的学科，实验教学在天然药物化学教学中占有重要的地位。《天然药物化学实验与学习指导》是天然药物化学课程的配套教材，是强化天然药物化学理论知识的利器，是理论联系实际的重要桥梁，为了配合天然药物化学的教学，提高和增强学生的创新能力、动手能力和自学能力，使本书既能适应较多院校的实验条件和满足药学各专业的需要，又能保持本书的系统性、相对独立性和使用的方便性，我们在收集、整理、参考、吸纳了当前全国十余所高等院校正在开设的天然药物化学实验教材的基础上编写了本书。

　　全书共分为四章，其中第一章较为系统地介绍了天然药物化学实验基础知识，包括实验室注意事项、天然药物化学实验的基本技能及天然药物化学成分的鉴定方法，第二章编写了 13 个经典的天然药物化学基础实验，第三章为综合性及设计性实验，第四章则按天然药物化学成分的类别编写了习题及其参考答案，且与天然药物化学理论课教材相对应。此外，为了扩大学生的知识面，提高学生分析问题和解决问题的能力，本书附录部分收录有常用检测试剂的配制与应用，常用有机溶剂的物理参数和精制方法，以及常用分离材料及数据。

　　本书充分贯彻党的二十大报告中关于教育、科技、人才是全面建设社会主义现代化国家的基础性、战略性支撑。必须坚持科技是第一生产力、人才是第一资源、创新是第一动力，深入实施科教兴国战略、人才强国战略、创新驱动发展战略，开辟发展新领域新赛道，不断塑造发展新动能新优势。

　　本书为实验教学用书，主要供医药院校药学类、中药学类各专业使用，也可作为医药行业考试与培训参考用书。

　　在本书编写过程中，各位编委和兄弟院校有关专家给予了热情鼓励和支持，他们提出了很多宝贵的意见和建议，在此表示衷心的感谢！

　　尽管我们做了许多努力，但因编者编写能力有限，书中存在不妥之处在所难免，敬请广大师生和读者予以指正。

编　者

2020 年 10 月

目　　录

第一章　天然药物化学实验基础知识

一、天然药物化学实验室注意事项

天然药物化学实验中涉及用电、用水及使用大量化学试剂、玻璃仪器，实验过程中若不注意，易发生各类安全事故。为此，在实验过程中，学生必须牢固树立安全意识，遵守实验操作规程，加强安全防范措施，避免危险的发生。

（一）实验室规则

1. 课前认真预习，做到原理清楚，明确实验目的，了解实验的方法、步骤和基本原理，写出实验预习报告。

2. 遵守实验室各项制度，听从指导教师的合理安排，进入实验室必须穿实验服，注意安全，爱护仪器，节约药品，保持实验室的良好秩序。

3. 实验开始前，先清点并检查仪器，如发现缺损立即报告并进行补领或更换。

4. 按照实验步骤、仪器规格和试剂用量进行操作。取试剂时注意瓶盖、瓶塞不要放错，取出的试剂不可再倒回原试剂瓶，严禁口试样品。取用完毕，应立即盖上瓶盖、瓶塞，归还原处。使用易燃易爆药品时，应远离火源。

5. 实验过程中精神集中，认真操作，细心观察，积极思考，如实记录。保持安静，严禁追逐打闹和大声喧哗，严禁在实验室内吸烟和饮食，不得擅自离开实验场所。

6. 保持实验室整洁。实验台上尽量不放与实验无关的物品。火柴梗、废弃的滤纸和沸石等应丢入废物桶内，不能丢入水槽，以免堵塞。实验试剂、药品不得随意散失或丢弃，实验室危险废物（废液）应按规定妥善处理。

7. 实验完毕，把实验桌整理干净，将仪器洗净后放回指定位置，打扫、整理实验室，检查并关好水、电和门窗，经教师检查实验原始记录数据后方可离开实验室。

8. 实验后整理实验记录，认真处理所得数据，分析问题，写出实验报告并按时呈交指导教师。实验后还需提交实验所得产品。

（二）实验室安全及事故的预防与处理

天然药物化学实验室经常使用易燃易爆或有毒化学试剂（如乙醚、甲醇、丙酮、苯等，以及强酸强碱等腐蚀性的试剂），也常使用玻璃仪器、电气设备等。一旦使用不当，难免会发生火灾、爆炸、中毒、烫伤、割伤或触电等事故，因此，实验中应严格遵守相关规章制度，避免实验事故的发生。

1. 防火　天然药物化学实验使用的有机试剂或溶剂多具有挥发性和易燃性，因此着火是实验室常见的事故之一。防火的基本原则是让火源尽可能远离易燃溶剂（如石油醚、乙醚、丙酮、苯等）。一旦失火，应马上熄灭附近所有火源，切断电源，迅速移开附近易燃物质，防止火势蔓延。如果是少量溶剂着火，可任其烧完，或用湿布、灭火毯或黄沙盖灭。如果衣服着火，切勿奔跑，化纤织物应立即脱除。一般小火可用湿抹布、灭火毯等包裹使火熄灭。若火势较大，可就近用水龙头浇灭。必要时可就地卧倒打滚，一方面防止火焰烧向头部；另一方面在地上压住着火处，使之隔绝空气而灭火。

（1）实验室内不准存放大量易挥发、易燃物质，严禁使用敞口容器存放、加热或蒸馏易燃及易挥发有机溶剂。盛有易燃溶剂的容器应保存在危险药品橱内。不得在烘箱内存放、干燥、烘焙有机物。

（2）使用易燃性有机溶剂时要远离火源，用后要盖紧瓶塞，置于阴凉处。加热时，必须在水浴上进行，切不可用直火加热。

（3）回流或蒸馏液体时，应在加热前放入1~2粒沸石，每添加一次溶剂，应重新添加沸石，加热中途不得加入沸石，应先停止加热，待稍冷后再加入，严防溶液发生爆沸冲出瓶外引发危险。

（4）开启电炉、点燃酒精灯等明火前，一定要保证四周没有易燃物。

（5）使用具腐蚀性的试剂（如浓硫酸、浓盐酸、浓氢氧化钠溶液、酸酐等）时，勿洒在皮肤或衣物上，以免造成化学灼伤。

（6）绝不允许各种化学试剂、药品任意混合，也切勿把任何试剂或溶剂倒回原试剂瓶，以免发生意外事故。残渣废物丢入废物缸内，用过的易燃有机溶剂不得倒入下水道，否则有燃烧爆炸的危险。

（7）如果实验室火灾火势较大，应根据具体情况采用不同的灭火器进行灭火。

2. 防爆　在天然药物化学实验室中，有时甚至会发生爆炸事故。因此，在实验过程中，还应注意以下几点。

（1）实验室的冰箱不得存放过量易燃的有机溶剂，以防冰箱的电火花引燃有机溶剂而发生爆炸。

（2）不可随便混合化学药品，否则可能发生爆炸。例如，乙醇和浓硝酸的混合物，或氧化剂和还原剂的混合物在受热、摩擦或撞击时会发生爆炸；过氧化物、芳香族多硝基化合物、叠氮化合物等在受热或受到剧烈碰撞时，均可发生爆炸；对于久置的乙醚、四氢呋喃、二氧六环类溶剂，剧烈震动会引发爆炸，使用前要加入还原剂，除掉生成的过氧化物，蒸馏时切勿蒸得太干，以免过氧化物浓度过高而发生爆炸。

（3）仪器安装、选择不正确及实验操作不当，也会引起爆炸。例如，常压操作时，整套装置要保持与大气相通，若实验装置被堵塞，会引起爆炸；减压蒸馏时需使用圆底烧瓶作接收器，不可使用平底烧瓶、锥形瓶、薄壁试管等不耐压容器作为接收瓶。

（4）易燃易爆气体大量逸入空气，易引起爆燃。因此要保持室内通风良好，避免蒸气滞留室内引起爆炸。

3. 防中毒　化学药品大多数具有一定的毒性，特别是致癌性，使用不慎会对人体造成一定的毒害，甚至会危及生命健康，必须引起足够重视。要遵照有关法律法规和标准规范等的规定使用化学药品。

（1）有些有毒化学物质常常会渗入皮肤，通过皮肤吸收而引起中毒。因此在接触固体或液体有毒物质时，必须戴橡胶皮手套，戴护目镜，穿防护服，操作后立即洗手，更换防护服、护目镜，切勿让有毒物品沾到五官与皮肤。

（2）有些反应可能产生有毒或腐蚀性气体，经呼吸道吸入人体造成中毒。因此实验时必须在通风橱内进行，不得将头伸入橱内，实验后使用的器皿应及时清洗。要经常用气体检验器检测空气中毒气的浓度，即使浓度低的毒气，很微量的泄漏也不允许。

（3）有时试剂瓶上的标签可能会误标，因此不要用口尝任何化学品，以免引起中毒。

（4）剧毒药品应妥善保管，不准乱放。应由专人负责收发，并向使用有毒药者提出必须遵守的操作规程。实验后的剧毒物品残渣必须做有效而妥善的处理。

4. 防灼伤　皮肤在接触高温、低温或腐蚀性物质后均有可能被灼伤。为避免灼伤，实验时一定要做到如下几点。

（1）处理热的物体和具有腐蚀性的化学物品时应非常小心，勿使其与身体的任何部位直接接触，实验时要佩戴橡胶手套和护目镜。

（2）加热或煮沸盛有液体的试管时，管口不得朝向自己或他人；在加热或反应进行中，不得接近试管口或烧瓶口通过上口向下观察反应物。

（3）禁止用口吸移液管移取浓酸、浓碱，应该用洗耳球吸取。

（4）用塞子堵住试管口和烧瓶口振摇，不可以用手和拇指堵住瓶口。

（5）在稀释浓硫酸时，切勿倾水入酸，必须将酸缓慢地沿器壁（或用玻璃棒引流）注入水中，同时加以搅拌。

5. 防割伤　天然药物化学实验室中主要使用玻璃仪器，使用的基本原则：不能对玻璃仪器的任何部位施加过度的压力。被仪器割伤时，首先应检查伤口处有无玻璃碎屑或固体物，清除玻璃碎屑或固体物后再用水洗涤伤口，涂上药水后再用无菌绷带扎住，或用创可贴进行包扎、保护。特别需要注意的是，不要让伤口接触到化学药品，以免引起中毒。大伤口应先压紧主血管以防止大量出血，并立即送医疗单位救治。

6. 防触电　使用电器时，应防止人体与电器导电部分直接接触，不能用湿手或用手握湿的物体接触插头。为了防止触电，装置和设备的金属外壳等都应连接地线，所有电源的裸露部分都应有绝缘装置，保险丝型号与实验室允许的电流量必须相配；负荷大的电器应接较粗的电线。生锈的仪器或接触不良处，应及时处理，以免产生电火花。已损坏的接头、插座、插头或绝缘不良的电线应及时更换。电路中各接点要牢固，电路元件两端接头不能直接接触，以免烧坏仪器或发生触电、着火等事故。实验开始以前，应先由教师检查线路，经同意后，方可插上电源。实验后应切断电源，并将电源插头拔下。如遇触电事故，首先应切断电源，然后在必要时进行心脏复苏，对伤势较重者，应立即送医院医治。

（三）化学药品及试剂的储存与使用

天然药物化学实验中使用的各种化学试剂、药品，性质各异，因此，对化学品的储存及使用应当格外重视。

1. 大多数情况下，实验室所用的化学品一般需储存在带磨口的玻璃瓶内。

2. 一般性液体需存放在细颈瓶中，高黏度的液体需放在广口瓶中，易挥发的物质（如硝酸、盐酸、氨水等）及低沸点有机物（如乙醚、丙酮、甲醛、乙醛、三氯甲烷、苯等）必须严密盖紧。氢氧化钠和氢氧化钾溶液需保存在带橡皮塞或塑料塞的瓶内。

3. 对潮湿空气敏感的物质要密封储存于玻璃安瓿瓶中。吸湿性极强或遇水蒸气强烈水解的试剂（如五氧化二磷、无水氯化钙等），采用蜡封存。对光敏感的化合物（如醚类），在光照下易形成过氧化物，应将此类化合物储存在棕色玻璃瓶中，避光保存。

4. 有毒物质、易制毒试剂应按有关部门的规定进行储存。

5. 对化学危险品的储存和保管，必须按照爆炸物品、自燃品、遇水燃烧物品、强氧化剂和易燃性液体等分类合理放置、保管。

所有储存化学品的容器必须清洁并贴上耐久的标签。使用时应做好记录，包括使用人、时间、称重前后的试剂瓶重等。在使用中应注意最大限度地减少与有机溶剂接触，戴橡胶手套，操作后立即洗手，注意切勿让有毒物质触及五官或皮肤。实验室中应充分通风。

（四）实验废弃物的处理

实验室实际上是一类典型的小型污染源。实验室产生的废气、废液、废渣及玻璃废物属于国家规定的危险废物，尤其是有毒废物，如果不进行处理而随意排放，将会污染空气和水源，危害人体健康，也可能会影响实验分析结果。为防止实验室污物扩散、污染环境，应根据实验室废物的特点，对其进行收集、存放、集中处理。

1. 废气　对少量的有毒气体可通过通风设备（通风橱或通风管道）经稀释后排至室外，通风管道应有一定高度，使排出的气体易被空气稀释。大量的有毒气体必须经过处理（如吸收处理或与氧气充分燃烧），然后才能排到室外。

2. 废液　不要把任何用剩的试剂倒回原试剂瓶中，应根据废液性质的不同，采取正确的废液处理方式，选择合适的容器和存放地点，密闭存放。

一般废液可通过酸碱中和、混凝沉淀、次氯酸钠氧化处理后排放，禁止混合储存，要避光、远离热源，以免发生不良化学反应。对高浓度有机溶剂废液或含有少量被测物的废液应根据其性质尽可能回收再用；对低浓度废液和某些数量较少、浓度较高确实无法回收使用的有机废液，可采用活性炭吸附法、过氧化氢氧化法处理，或在燃烧炉中供给充分的氧气使其完全燃烧。含有剧毒、易燃、易爆化学品的废液，不得倒入废液缸和垃圾桶中，其储存应按危险品管理规定办理；含重金属等的废液，将其有机质分解后，作为无机类废液进行处理。储存废液的容器要防渗漏，防止挥发性气体逸出而污染环境，容器标签必须标明废液种类和储存时间，且储存时间不宜过长，储存量不宜过多，存放地要通风良好。

3. 废渣　会放出毒气或能够自燃的废渣（如活性镍、磷、碱金属等）决不能丢弃在废液缸或水槽中。金属钾或钠的残渣应分批地加到大量乙醇中予以分解（操作时须戴护目镜）。

4. 其他废弃物 碎玻璃和其他锋利尖锐的废弃物不要丢入废纸篓或类似的盛器中，应该使用专门的废物箱。

二、天然药物化学实验基本技能

（一）天然药物化学成分提取方法

天然药物化学是研究天然药物中有效成分的学科，天然药物中化学成分复杂，除有效成分外还含有大量的无效成分或杂质，且往往多种有效成分共存。因此，必须将有效成分从天然药物中提取出来并进一步分离和精制，以得到单体化合物，才能为结构测定、药理研究等进一步研究奠定基础。有效成分的提取分离是天然药物化学研究的首要任务。

提取就是用适当的溶剂或方法将天然药物中的化学成分从天然药物组织中转移出来的过程。提取时需将有效成分尽可能地完全提出，而无效成分则尽可能地少提出，但提取得到的提取液或提取物仍然是包含几种或多种化学成分的混合物，尚需进一步分离和精制。

1. 溶剂提取法

（1）原理和影响因素：溶剂提取法是根据化合物在极性相似的溶剂中有较好的溶解性（即"相似相溶"）原理进行的。利用天然药物中各种成分在溶剂中的溶解性质的不同，选用对活性成分溶解度大、对不需要溶出成分溶解度小的溶剂，而将有效成分从药材组织内溶解出来的方法。当溶剂加到药材原料（需适当粉碎）中时，溶剂由于扩散、渗透作用逐渐通过细胞壁透入细胞内，溶解了可溶性物质，而造成细胞内外的浓度差，于是细胞内的浓溶液不断向外扩散，溶剂又不断进入药材组织细胞中，直至细胞内外溶液浓度达到动态平衡，将此溶液滤出，继续多次加入新溶剂，就可以把所需要的成分近乎完全溶出或大部分溶出。

有机化合物的极性与其分子结构有关，一般来说，极性功能基数量越多，则整个分子的极性越大，亲水性越强，而亲脂性就越弱；其分子非极性部分越多，或碳键越长，则极性越小，亲脂性强，而亲水性就越弱。

（2）溶剂的选择：选择适当的溶剂是关键，选择溶剂要注意以下几方面，①溶剂对有效成分溶解度大，对杂质溶解度小；②溶剂不能与中药的成分起化学变化；③溶剂要经济、易得、使用安全等。常用的提取溶剂可分为以下三类。

水：是一种极性强的溶剂。天然药物中亲水性的成分，如无机盐、糖类、鞣质、氨基酸、蛋白质、有机酸盐、生物碱盐及苷类等都能被水溶出。含果胶、黏液质类成分多的药材，水提取后较难过滤。含淀粉量多的药材热提取时，淀粉可被糊化，而增加过滤的困难。含有皂苷及黏液质类成分多的药材，在减压浓缩时，还会产生大量泡沫，造成浓缩的困难。

亲水性的有机溶剂：以乙醇最常用，天然药物中的大多数成分能在乙醇中溶解。虽乙醇易燃，但其毒性小，价格便宜，可回收反复使用，而且乙醇的提取液不易发霉变质。甲醇的性质和乙醇相似，沸点较低（64℃），但有毒性，使用时应注意。

亲脂性的有机溶剂：如石油醚、苯、三氯甲烷、乙醚、乙酸乙酯、二氯乙烷等。这些溶剂的选择性强，不能或不容易提取出亲水性杂质。但这类溶剂挥发性大，多易燃（三氯甲烷除外），一般有毒，价格较贵，对设备要求较高，且它们透入植物组织的能力较弱，往往需要长时间反复提取才能提取完全。

常见溶剂的极性度强弱顺序：石油醚＜四氯化碳＜苯＜二氯甲烷＜乙醚＜三氯甲烷＜乙酸乙酯＜丙酮＜乙醇＜甲醇＜乙腈＜水＜吡啶＜乙酸。

（3）提取方法：用溶剂提取天然药物有效成分时，可根据天然药物有效成分性质、药材部位和拟选用的溶剂采用不同的方法，常见的方法有浸渍法、渗滤法、煎煮法、回流提取法及连续提取法。

浸渍法：将药材的粗粉或碎块装入适当的容器中，加入适宜的溶剂（一般用稀乙醇或水），以浸没药料稍过量为度，放置一段时间，滤出提取液，药渣添加溶剂再浸渍，如此数次，合并提取液，浓缩即得提取物。本法适用于有效成分遇热易破坏及含有大量多糖、淀粉、树胶、果胶和黏液质的药材的提取。但提取效率差，提取时间长，用水浸渍时，必要时应加适量防腐剂以防霉变。

渗滤法：将药材粉末装在渗滤器中，不断添加新溶剂，使其渗透过药材，从渗滤器下端流出浸出液的一种提取法。当溶剂浸出有效成分后从下面流出时，新鲜的溶剂或较稀的浸出液会及时补充其位置，造成良好的浓度差，使有效成分扩散较好，该方法效率较浸渍法高，但溶剂消耗量较大，费时长，且操作较麻烦。

煎煮法：药材粗粉或薄片装入适宜的容器中加水后加热煮沸，将天然药物有效成分提取出来的方法。是传统中医常采用的提取中药的方法。操作时将药材加工成粉末，加水浸没，充分浸泡后，直火加热至沸，保持微沸一定时间，滤出煎出液，药渣依法再煎煮数次，合并各次煎出液，过滤浓缩后即得提取物。此法简单但杂质溶出较多，但含挥发性成分及有效成分遇热易破坏的中药不宜采用，对含有多糖类的中药，煎煮后黏稠度大，过滤比较困难，需加以注意。

回流提取法：回流提取法是用乙醇等挥发性有机溶剂提取，提取液被加热，挥发性溶剂溜出后又被冷凝，重复流回浸出器中浸提药材，周而复始直至有效成分回流提取完全的方法。采用易挥发的有机溶剂加热提取时，需采用加热回流装置，以免溶剂挥发损失。此法提取效率较冷浸法高，但溶剂消耗较大，且含受热易破坏成分的药材不宜用此法。

连续提取法（索氏提取法）：连续提取法是从固体物质中萃取化合物的一种方法，利用溶剂回流和虹吸原理，使固体物质每一次都能为纯的溶剂所萃取。为了改进回流提取法中溶剂使用量大、操作烦琐的缺点，可采用连续提取的方法。实验室常用的连续提取装置为索氏提取器。该法所需溶剂量较少，提取也较完全，但提取成分受热时间长，遇热不稳定易变化的成分不宜采用此法。

提取终点的判定：用溶剂提取法时，为了尽可能地将有效成分提取完全，常要对提取终点进行判定。常用方法：若有效成分为未知者，可取最后的提取液数毫升于蒸发皿中，挥干溶剂即为提取终点；若有效成分为已知者，可选用该有效成分的定性反应来判断，至提取液反应呈阴性或微弱阳性时即为提取终点。

2. 水蒸气蒸馏法　水蒸气蒸馏法适用于能随水蒸气蒸馏而不被破坏的天然药物成分的提取，主要用于挥发油的提取。提取的化合物不溶于水或仅微溶，且在约100℃时有一定蒸气压，当与水一起加热时，水蒸气将挥发性成分一并带出。馏出液分成油水两层，将油层分出即得挥发性成分，对一些在水中溶解度较大的挥发性成分可采用蒸馏液重新蒸馏，收集最先蒸馏出的部分使挥发油分层，或用萃取法将蒸馏液中挥发性成分用低沸点非极性溶剂（如石油醚、乙醚）萃取出来，回收溶剂即得。

3. 升华法　物质从固态直接变成气态的相变过程称为升华。天然药物中凡具有升华性质的化合物，均可用此法进行提取纯化。此法简单易行，但具有升华性的化学成分较少，仅见于少数生物碱、游离羟基蒽醌、香豆素和有机酸类等成分。升华法虽然简单易行，但中草药炭化后，往往产生挥发性的焦油状物，黏附在升华物上，不易除去，难以精制；另外，升华不完全，产率低，有时还伴随有分解现象。

（二）天然药物化学成分常用分离纯化方法

1. 结晶和重结晶法　结晶是分离和精制固体化学成分最常用的方法，是利用混合物中各成分在某种溶剂或某种混合溶剂中的溶解度不同来达到分离的方法。从天然药物中分离得到的化合物大多具有一定的结晶形态，当得到结晶型化合物时，一般情况下化合物纯度较好。由于初析出的结晶多少总会带有一些杂质，因此需要通过反复结晶，才能得到纯粹的单一晶体，此步骤称为重结晶。结晶和重结晶没有本质上的区别，它们除了处理的原料有所区别外，操作原理和方法基本相同。结晶状化合物在反复重结晶过程中，结晶的析出总是越来越快，纯度也越来越高。

选择合适的溶剂是形成结晶的关键，合适的溶剂对所需成分的溶解度随温度的不同有显著的差别，同时不产生化学反应。不能选择适当的单一溶剂时可选用两种或两种以上溶剂组成的混合溶剂，要求低沸点溶剂对物质的溶解度大、高沸点溶剂对物质的溶解度小，在放置时，沸点低的溶剂挥发比例逐渐减少易达到过饱和状态，有利于结晶的形成。

结晶法的操作通常包括以下四个步骤。

（1）溶解：在固体物质或粗晶中加入尽可能少的溶剂，将溶剂加热沸腾或近于沸腾，以使溶质在溶剂中达到最大溶解度，利于冷却后形成过饱和溶液和结晶的析出。

（2）趁热过滤：将溶解了样品的热溶液趁热过滤，以除去不溶性杂质，过滤前可先用溶剂润湿和温热过滤漏斗和滤纸，必要时要保温过滤，以防在漏斗上冷却而析出结晶。

（3）析晶：将滤液慢慢冷却放置，结晶析出。在这一过程中，一般是溶液浓度高，降温快，析出结晶的速度也越快，但此时结晶的颗粒较小，杂质也可能较多。因此，在操作中往往使溶液浓度适当，慢慢降低温度，常常能析出结晶较大而纯度较高的结晶。

（4）过滤：用抽滤装置滤出结晶。滤出的结晶要用少量冷的溶剂洗涤晶体，以便除去黏附在晶体表面的母液。操作时先把母液抽干，将结晶压紧，尽量抽除母液，然后停止抽气，加入少量冷溶剂浸泡片刻，再抽滤，反复多次。每次溶剂用量不宜过多。最后一次洗涤后尽量抽干溶剂，取出结晶干燥即得。

2. 两相溶剂萃取法　萃取法是利用混合物中各成分在两种互不相溶的溶剂中分配系数的不同而实现分离的方法。各成分在两相溶剂中分配系数相差越大，则分离效率越高。如果有效成分是亲脂性的物质，多用亲脂性有机溶剂（如三氯甲烷或乙醚）进行两相萃取，如果有效成分是偏于亲水性的物质，多用弱亲脂性的溶剂，如乙酸乙酯、丁醇等。如果萃取黄酮类成分时，多选用乙酸乙酯和水的两相萃取；如果萃取皂苷则多选用正丁醇和水的两相萃取。

3. 沉淀法　沉淀法是在天然药物提取液中加入某些试剂使之产生沉淀，去除杂质的方法。

（1）铅盐沉淀法：乙酸铅及碱式乙酸铅与多种天然药物化学成分在水及醇溶液中生成难溶的铅盐沉淀，可利用这种性质使有效成分与杂质分离。中性乙酸铅可与酸性物质或某些酚性物质结合成铅盐沉淀，常用以沉淀有机酸、氨基酸、蛋白质、黏液质、鞣质、树脂、酸性皂苷、部分黄酮等成分。可与碱式乙酸铅生成铅盐沉淀的范围更广。一般将天然药物的水或醇提取液先加入乙酸铅溶液，静置后滤出沉淀，并将沉淀洗涤并入滤液，于滤液中加碱式乙酸铅溶液至不发生沉淀为止，这样就可得到乙酸铅沉淀物、碱式乙酸铅沉淀物及母液三部分。

将沉淀物悬浮于新溶剂中，进行脱铅处理，得到化合物。脱铅试剂可选用硫化氢、硫酸、磷酸、硫酸钠、磷酸钠、阳离子交换树脂等。

（2）试剂沉淀法：在溶液中加入另一种溶剂以改变混合溶剂的极性，使一部分物质沉淀析出，如在水提取液中加入高浓度乙醇，以沉淀除去多糖、蛋白质等水溶性杂质；在乙醇提取液中加入水稀释，以沉淀除去树脂、叶绿素等水不溶性杂质；在生物碱盐的溶液中，加入生物碱沉淀试剂，其与生物碱生成不溶性复盐而析出；在酸性、碱性或酸碱两性有机化合物溶液中加入酸或碱以调节溶液的 pH，改变分子的存在状态（游离型或离解型），从而改变溶解度使之沉淀析出；胆甾醇也常用以沉淀皂苷；改变溶液的 pH，利用蛋白质溶液在等电点时溶解度最小的性质而使之沉淀析出等。可根据天然药物有效成分和杂质的性质，选用沉淀试剂。

4. 分馏法　分馏法是利用液体混合物中各组分沸点的差别，在分馏柱中多次部分汽化和部分冷凝而达到分离液体混合物组分，是互溶液体混合物分离、精制和纯化的一种常用方法。

互溶液体混合物中所含的每种成分都有各自固定的沸点，成分沸点越低挥发性越大，蒸气压也越大。当溶液受热汽化后，达到气-液两相平衡时，沸点低的成分在蒸气中的分压力高，在气相中的含量大，即在气相中含较多低沸点成分，而在液相中含有较多的高沸点成分，经过一次理想的蒸馏后，馏出液中沸点低的成分含量提高，而沸点高的成分含量降低。如果把馏出液再进行一次蒸馏，沸点低的成分含量要进一步增加，如此经过多次蒸馏，可将混合物中各成分分开，这种操作过程称为分馏。实际分馏是在分馏柱中进行的，分馏在同一个分馏柱中完成分馏操作，进入分馏柱的蒸气由于冷却，部分蒸气冷凝成液体，上行的蒸气碰到下行的冷凝液，就产生了热交换而达到气液平衡。上行的蒸气中包含的高沸点的成分较易被冷凝，随着蒸气在分馏柱上行升高，混合蒸气所含高沸点的成分越来越少，到了一定高度，可获得某一沸点较低的纯组分。为增加气液两相接触面，便于更快地使热交换达到平衡，常在分馏柱内放入大量填充物（如玻璃管、玻璃珠、磁环等）。

5. 色谱法　将混合物导入固定相中，使用流动相（洗脱剂）洗脱时，由于混合物中各组分与固定相和流动相之间的相互作用不同，使各组分在固定相上通过的速率不同，从而使混合物中各组分得到分离，通过这个过程使混合物成分得到分离的方法称为色谱法。根据具体操作方式又可将其分为柱色谱、薄层色谱、纸色谱等。通常柱色谱分离量较大，故主要用于分离制备；薄层色谱和纸色谱分离量小，主要用于鉴别鉴定，也可用于半微量分离制备。

根据色谱分离的原理可分为吸附色谱法、分配色谱法、离子交换色谱法、凝胶色谱法等。利用物质在吸附剂上吸附能力的不同进行分离的称为吸附色谱法，常用的吸附剂有硅胶、氧化铝、聚酰胺、活性炭、大孔树脂等；利用物质在互不相溶的溶剂中分配比的不同进行分离的称为分配色谱法，常用的支持剂有硅胶、硅藻土、纤维粉等；利用物质解离程度的不同进行分离的称为离子交换色谱法，常用的离子交换树脂有强酸型、强碱型、弱酸型、弱碱型等；利用物质分子大小的不同进行分离的称为凝胶色谱法（亦称分子筛或排阻色谱法），常用的支持剂有葡聚糖凝胶、羟丙基葡聚糖凝胶等。

（1）薄层色谱法：是将吸附剂或支持剂均匀地铺在玻璃板上（聚酯薄膜、塑料或铝箔），把要分离分析的样品点加到薄层色谱板上，用适当的溶剂系统展开，在一定的条件下显色或直接在日光或紫外光下观察所获得的斑点，从而达到分离分析、鉴定和定量的目的，因为是在薄层上进行分离分析的，所以称为薄层色谱法（薄层层析法）。此法是一种简便、快速、微量的层析方法。

薄层色谱法分为吸附色谱法和分配色谱法两种。常用的吸附剂有硅胶、氧化铝、硅藻土、聚酰胺、大孔树脂、纤维素粉、键合硅胶等。由于硅胶、氧化铝的吸附性能良好，适合于各类化合物的分离，故应用最为广泛，通常硅胶是微酸性的极性吸附剂，适合于酸性物质和中性物质的分离。氧化铝是微碱性的极性吸附剂，适合于碱性物质和中性物质的分离。聚酰胺薄层色谱既有氢键吸附色谱的性质又有分配色谱法的性质，特别适合酚酸类化合物、黄酮类化合物的分离。反相薄层色谱适合极性较大的水溶性化合物的分离。

薄层色谱法的主要特点：分离时间短，分离效果好，检出灵敏度较高，可以使用腐蚀性的显色剂，分离情况受温度影响较小，分离纯化样品价廉，设备简单、操作容易等。

薄层色谱法的操作通常包括制板、点样、展开和显色四个步骤。

薄层色谱法的应用范围十分广泛，在天然药物化学成分的研究中，主要应用于化学成分的预试、化学成分的鉴定及柱层析分离条件的选择。此外，薄层色谱法亦应用于天然药物品种、药材及其制剂真伪的检查，质量控制和资源调查，对控制化学反应的进程、产物和反应副产物的检查、中间体分析、化学药品及制剂杂质的检查、临床和生化检验及毒物分析等，都是有效的手段。

（2）柱色谱法：柱色谱是最常用的色谱方法，广泛用于各类化合物的分离，具有价廉、分离量大、效果好、再生容易、适用范围广、样品损失较少、回收率较高、副反应较少等优点。柱色谱常用的有吸附柱色谱和分配柱色谱两类。前者常用氧化铝和硅胶作固定相。在分配柱色谱中以硅胶、硅藻土和纤维素作为支持剂，以吸收的较大量的液体作固定相而支持剂本身不起分离作用。

吸附柱色谱法通常在玻璃管中填入表面积很大、经过活化的多孔性或粉状固体吸附剂。当待分离的混合物溶液流过吸附柱时，各种成分同时被吸附在固定相上。当洗脱剂流下时，由于不同化合物被吸附能力的不同，往下洗脱的速度也不同，于是形成了不同层次，即溶质在柱中自上而下根据其对吸附剂亲和力的不同分别形成若干色带，在用溶剂洗脱时，已经分开的溶质可以从柱上分别洗出收集，对层析柱上不显色的化合物进行分离时，可在洗脱时，定量分别收集洗脱液，逐个加以检定。

柱色谱法的操作通常包括装柱、上样、洗脱和收集四个步骤。

三、天然药物化学成分的鉴定方法

化合物结构研究是天然药物化学研究的一项重要内容。从天然药物中通过提取、分离、精制得到的单体化合物，必须进行结构鉴定，确定其化合物结构，才能开展药效学、毒理学等研究，并为人工合成、结构修饰、结构改造和药物设计等工作提供可靠的依据。

与合成化合物相比，天然药物化学成分的结构测定工作较为复杂，未知因素较多，难度较大，很难以经典的化学方法（如化学降解、衍生物合成等）进行结构研究。首先必须认真阅读大量的文献，分析该化合物在提取分离过程中的性状、理化性质及有关测试的数据，充分利用文献数据进行比较，以初步推测化合物的类型。然后结合经典的化学方法和现代各种波谱技术进行综合解析。

1. 纯度判断　在进行化合物结构测定前，必须首先确定化合物的纯度，只有在获得单体的情况下，才能保证结构测定结果的准确性。判断一个化合物纯度有多种方法，仅靠某一种方法来确定是不够的，需要综合考虑判断。

（1）根据化合物结晶的形状、色泽和熔点进行判断：单体化合物的结晶都有一定的形状、色泽和熔点，可以以有无均匀一致的晶型，有无明确、敏锐的熔点来作为初步鉴定的依据，通常纯化合物在同一种溶剂下的结晶都有一定的晶型和均匀的色泽，熔距应在 1～2℃，如果熔距较长表示化合物不纯。非结晶物质不具备上述物理性质，无法依据这种方法鉴定其纯度。

（2）应用薄层色谱或纸色谱的方法进行判断：薄层色谱和纸色谱是判断化合物纯度常用的方法，若化合物以三种以上的展开系统操作呈现为单一均匀斑点，则可确定其为纯的化合物。

（3）通过气相色谱或高效液相色谱进行判断：气相色谱或高效液相色谱也是判断物质纯度的重要方法。气相色谱主要适用于在加热条件下能气化而不分解的物质，如天然药物中的挥发油。高效液相色谱可用于挥发性物质，亦可用于非挥发性物质，具有高速、高效、灵敏、微量、准确的优点，已被广泛地用于纯度的检测。

2. 主要鉴定方法简介

（1）红外光谱法（IR）：是记录有机分子吸收红外光后产生化学键振动而形成的吸收光谱，通常是采用 2.5～15μm（4000～667cm^{-1}）的不同波长的光波为光源，依次照射样品，经自动描绘得出吸收光谱曲线。其横坐标是波数（cm^{-1}）或波长（μm），纵坐标是百分透光率。IR 的吸收峰，实际是向下的"谷"。

IR 是化合物分子结构的客观反映，是该化合物的特征，图谱中的吸收峰都对应着化合物分子中化学键或基团的各种振动形式，IR 在结构测定中的主要用途是确定化合物官能团，如果被测定物和已知物的 IR 完全一致，则可推测是同一物质，如无对照品，也可以将被测化合物的 IR 谱图与数据库中的谱图进行对比确定化合物结构，若完全相同通常可以推测是同一物质。

（2）紫外（UV）吸收光谱法：是用不同波长的紫外光为光源（200～400nm），依次照射一定浓度的样品溶液，分别测量其吸收度，并用波长对吸收度或摩尔吸收系数作图而得的吸收光谱图，又称吸收曲线。吸收曲线的峰称为吸收峰，它所对应的波长称为最大吸收波长（λ_{max}），吸收曲线的谷所对应的波长称为最小吸收波长（λ_{min}），在吸收峰的旁边若出现小的曲折，则称为肩峰。

化合物分子吸收了紫外光，引起分子价电子的跃迁，即由基态被激发到激发态，所吸收能量的大小（ΔE）与化合键的类型有关。只有在分子结构中具有共轭双键、发色团和共轭体系的助色团（即在分子中具有产生 $\pi \rightarrow \pi^*$、$n \rightarrow \pi^*$ 及某些 $n \rightarrow \delta^*$ 跃迁的化合物）才能在紫外光区产生紫外吸收光谱。

一般来说，UV 可提供分子中的共轭体系的结构信息，可据此判断共轭体系中取代基的位置、种类和数目。由于 UV 只能给出分子部分结构的信息，而不能给出整个分子的结构信息，所以仅凭 UV 不能决定分子结构，因此，若两个化合物的 UV 相同，却不一定代表两者为同一物质。

（3）质谱法（MS）：是化合物分子经高能量电子流的冲击或用其他手段打掉一个电子后，形成正电离子，在电场和磁场的作用下按质荷比（m/z）的顺序进行分离，通过检测器记录而得到图谱。质谱法是确定化合物的分子量、分子式及结构信息的重要方法，其特点是具有高灵敏度、高精密度及样品用量少、分析范围广等。

自 20 世纪 50 年代后期以来，质谱就成为鉴定有机物结构的重要方法。根据质谱图判断出分子离子峰 M$^+$，得到有机分子的分子量，结合元素分析，求算出化合物的分子式。高分辨质谱可以直接给出分子式。质谱另外一个主要用途就是解析结构，质谱是以质量为单位构成的谱带，不同质量的碎片由不同的元素组成，碎片离子峰是由分子离子一步裂解产生的碎片离子，碎片离子还可以再裂解，生成质荷比（m/z）更小的碎片离子。碎片离子的相对丰度与分子结构有密切的关系，高丰度的碎片峰代表了化合物分子中易于裂解的部分。如果有几个主要的碎片峰，代表着化合物分子中不同的部分，由这些碎片峰即可粗略地把分子骨架拼凑起来。

（4）核磁共振（NMR）波谱法：磁共振是有磁矩的原子核（如 ^{1}H、^{13}C）在磁场作用下，以射频进行照射，产生能级跃迁而获得的共振信号图谱。以吸收能量的强度（吸收信号）为纵坐标，吸收频率（磁感应强度）为横坐标，用记录仪扫描下来。分子中各类型原核（如氢核）在核磁共振谱上将出现不同的吸收峰。

氢磁共振（^{1}H-NMR）波谱法：氢同位素中，^{1}H 的丰度比最大，信号灵敏度也高，故 ^{1}H-NMR

测定比较容易。通过化学位移（δ）、谱线积分面积（峰面积）、峰的裂分情况（重峰数及偶合常数 J）可以提供分子中不同种类氢原子的信息，如有关氢原子的化学环境，各种不同环境下氢原子的数目，以及氢原子相邻原子或原子团的信息。但化学位移分布范围仅为 0～20mg/L，使化学环境相近的氢化学位移值相近，谱线重叠，不易检出。

碳-13 磁共振（^{13}C-NMR）波谱法：碳是组成有机物骨架的最重要元素，从 ^{13}C-NMR 谱可以获得关于有机物分子骨架的最直接信息。化学位移分布范围达 0～300ppm 以上，碳谱所提供的信息要比氢谱丰富得多，已成为研究天然产物化学成分结构不可缺少的工具。

二维核磁共振（2D-NMR）谱：一维核磁共振谱中，如果信号过于复杂或者堆积在一起难于分辨时，识别信号之间的偶合关系十分困难，结合二维核磁共振技术则识别信号归属会收到良好的效果。常用的二维核磁共振多为化学位移相关谱，包括同核相关谱氢-氢化学位移相关谱（^{1}H-^{1}H COSY）、核欧沃豪斯效应谱（NOESY），以及异核间的相关谱：异核多量子相关谱（HMQC）或异核单量子相关谱（HSQC）、异核多键相关谱（HMBC）等。

第二章 天然药物化学基础实验

实验一 天然药物化学成分系统预实验

天然药物中所含有的化学成分较为复杂，要了解天然药物所含的未知成分是哪些结构类型，需要一个简单、快速的定性方法；根据成分的性质，才能设计合适的提取、分离方法，为提取、分离实验提供参考。

系统预试验是一种常用的确定天然药物未知成分的定性方法，主要有以下三种方式。①溶剂提取法：根据植物成分的亲脂性和亲水性，酸性和碱性，挥发性和不挥发性提取出不同的部分，供预试验用。②递增极性溶剂法：根据植物中成分的亲脂性强弱程度的差异，选用各种极性不同的溶剂，依次进行提取，使提取物分为若干部分。一般提取溶剂依照极性大小包括石油醚、三氯甲烷、乙酸乙酯、丙酮、正丁醇等。③根据相似相溶，以总提取物来进行预试验的方法。例如，水浸液可供多糖、有机酸、皂苷、酚类、鞣质等的预试验；乙醇提取液可供黄酮类化合物、蒽醌、苷类、有机酸、香豆素、萜类及内酯类、甾体等的预试验；酸性乙醇提取液可供生物碱预试验用等。

（一）实验目的

1. 掌握常见天然药物化学成分的鉴别原理及实验方法。

2. 掌握预试验的一般程序及预试验结果的判断。

3. 根据实验结果，判断样品中所含化学成分的类型。

4. 了解预试验的目的、意义。

（二）实验原理

天然药物中所含的化学成分很多，在提取、分离某种有效成分之前，一般可先通过简单的预试验，初步了解药材中可能含有哪些类型的化学成分，以便选用适当的方法对其中有效成分进行提取、分离。

预试验基本原理是利用天然药物中各类化学成分在不同溶剂中溶解度的不同，分成数个部分，如水溶性、醇溶性及石油醚溶性等部分，再分别进行各种定性反应。各成分的检识反应可在试管或滤纸片上进行，也可用色谱法，然后根据各化学反应的现象进行分析判断，以了解试样中可能含有哪些类型的化学成分。

（三）实验操作

1. 实验材料 天然药物主要成分的类型：糖、苷、生物碱、黄酮、蒽醌、香豆素、强心苷、皂苷、氨基酸、蛋白质、鞣质、挥发油、油脂、有机酸等。实验中的供试液（品），可根据各类成分鉴别实验的具体需要，选择有代表性的各类成分或含相应成分的药材提取物，根据实验的具体要求进行准备。

2. 水溶性成分的检识 取天然药物粗粉 5g，加 50ml 蒸馏水超声提取 30 分钟，或于 50～60℃ 水浴中温浸 1 小时，过滤，滤液供鉴别检识下列各类成分。

（1）糖类和苷类

1）α-萘酚试验（Molish）反应：取 1ml 供试液于试管中，加入 1～2 滴 10% α-萘酚-乙醇试剂摇匀，倾斜试管 45°，沿管壁滴加 1ml 浓硫酸，分成两层。如在两液层交界面出现紫红色环，表明可能含有糖类或苷类。

2）费林反应：取 1ml 供试液于试管中，加入新配制的 4～5 滴费林试剂，在沸水浴中加热数分钟，如产生砖红色氧化亚铜沉淀，表明可能含有还原糖。

将上述溶液中沉淀过滤除去，滤液加 1ml 10%盐酸溶液，置沸水浴中加热水解数分钟，放冷后，滴加 10%氢氧化钠溶液调 pH 至中性，重复上述费林反应，如仍产生砖红色氧化亚铜沉淀，表明可能含有多糖或苷类成分。

（2）氨基酸、多肽和蛋白质类

1）茚三酮反应：取供试液点于滤纸片上，用茚三酮试剂进行喷洒后，吹热风数分钟，如呈紫红色或蓝色，表明可能含氨基酸、多肽或蛋白质。

2）双缩脲反应：取 1ml 供试液于试管中，加 1 滴 10%氢氧化钠试剂，摇匀，再加 0.5%硫酸铜溶液，边加边摇匀，如溶液呈现紫色、红紫色或蓝紫色，表明可能含有多肽或蛋白质。

3）酸性蒽醌紫反应：取供试液点于滤纸片上，喷洒酸性蒽醌紫试剂，如呈现紫色，表明可能含有蛋白质。

（3）酚类、鞣质类

1）三氯化铁反应：取 1ml 供试液于试管中，加乙酸酸化后，加数滴 1%三氯化铁试剂，溶液如显绿、蓝绿、蓝黑或紫色，表明可能含有酚性成分或鞣质。

2）铁氰化钾-三氯化铁反应：取供试液点于滤纸片上，干燥后，喷洒铁氰化钾-三氯化铁试剂，如立即呈现蓝色，表明可能含有鞣质。喷洒试剂后应立即观察，若放置一段时间，背景也能逐渐呈蓝色。如果欲使纸上的斑点保存下来，在纸片仍湿润时，用稀盐酸洗涤，再用水洗至中性，置室温干燥即可。

3）香草醛-盐酸反应：取供试液点于滤纸片上，干燥后，喷洒香草醛-盐酸试剂，如立即呈不同程度的红色，表明含有间苯二酚或间苯三酚结构的化合物。

4）明胶-氯化钠反应：取 1ml 供试液于试管中，加入 1～2 滴明胶-氯化钠试剂，如产生白色浑浊或沉淀，表明可能含有鞣质。

5）咖啡因反应：取 1ml 供试液于试管中，加入数滴 0.1%咖啡因溶液，如产生棕色沉淀，表明可能含有鞣质。

（4）有机酸类

1）pH 试纸反应：取供试液，以广泛 pH 试纸测试，如呈橙红色，表明可能含有有机酸或酚类成分。

2）溴酚蓝反应：取供试液点于滤纸片上，喷洒含 0.1%溴酚蓝的 70%乙醇溶液，如在蓝色背景上产生黄色斑点，表明可能含有有机酸。如显色不明显，可再喷氨水，然后暴露于盐酸蒸气中，背景逐渐由蓝色变成黄色，而有机酸的斑点仍为蓝色。

（5）皂苷类：皂苷类成分的检识液既可以用醇浸液，也可以用水浸液。

醇浸液制备：取药材碎块或粉末少许于试管中，加乙醇 10ml，在温水浴上浸渍 10 分钟，过滤，滤液供鉴别用。水浸液制备：取药材碎块或粉末 2g 于试管中，加蒸馏水约 20ml，于 70℃水浴，浸渍 10 分钟，过滤，滤液供鉴别用。

1）泡沫反应：取 2ml 供试液（水液）于试管中，剧烈振摇 2 分钟，如产生大量持久性泡沫，再把溶液加热至沸或加入乙醇，再振摇，如仍能产生大量持久性泡沫，表明可能含有皂苷。

2）Molish 反应：取醇浸液 1ml，加 10% α-萘酚-乙醇试剂 1 滴，摇匀，沿管壁缓慢加入浓硫酸 10 滴，不振摇，观察两液界面间是否出现紫红色环（此反应较灵敏，注意微量滤纸纤维或中草药粉末的干扰）。

3）费林反应：取水浸液 2ml，加入新配制的费林试剂 1ml，在沸水浴上加热数分钟，如产生砖红色的氧化亚铜沉淀，过滤，滤液中加 10%盐酸溶液调成酸性，置水浴上加热 10 分钟。进行水解，如有絮状沉淀则滤去。然后用 10% 氢氧化钠溶液中和，再加入费林试剂 1ml，仍置沸水浴上加热 5 分钟，观察是否有黄色、砖红或棕色沉淀产生（此反应测试是否存在多糖，苷类）。从反应结果说明供试中草药中是否含有皂苷类成分。

3. 醇溶性成分的检识　取 1g 天然药物粗粉，加 10ml 乙醇，沸水浴中回流提取 30 分钟，过滤。滤液回收乙醇至无醇味，取 1/2 量浓缩液，加 1ml 乙醇溶解，供检识下列成分。

（1）黄酮类

1）盐酸-镁粉反应：取 1ml 供试液于试管中，加镁粉适量，摇匀，加 2～5 滴浓盐酸，即反应，如溶液呈紫红色，表明可能含有黄酮类成分。

2）三氯化铝反应：取供试液点于滤纸上，晾干，用三氯化铝试剂进行喷洒，干燥后，斑点呈鲜黄色，如在紫外灯下观察，斑点有明显的黄绿色荧光，表明可能含有黄酮类。

3）氨熏反应：取供试液滴于滤纸片上或硅胶色谱板上，分别进行以下试验：①先在紫外灯下观察荧光，然后喷1%三氯化铝试剂，再观察荧光是否加强；②氨熏后出现黄色、棕黄色荧光斑点，与氨接触而显黄色，或者原呈黄色，但与氨接触后黄色加深，滤纸片离开氨蒸气数分钟，黄色或加深后的黄色又消退表明含黄酮类化合物；③喷以3% $FeCl_3$乙醇溶液，出现绿、蓝或棕色斑点，表明可能含有黄酮类化合物。

（2）蒽醌类

1）与碱成盐显色反应（Bornträger反应）：取1ml供试液于试管中，加1ml 2%氢氧化钠或2%碳酸钠溶液（或甲醇溶液）和少量30%过氧化氢液至试液呈红色，加热后红色不褪，加酸使呈酸性时，则红色消退，再碱化又出现红色，表明可能含有蒽醌类。

2）乙酸镁反应：供试液（醇浸液）滴于滤纸片上挥干后，于自然光下观察色带，于紫外光下观察荧光环；氨熏，观察是否出现红色环，再置UV下观察荧光环；喷0.5%Mg（OAc）$_2$甲醇液，于90℃烘5分钟，是否出现橙红或紫红色环。如溶液呈橙红色、紫色等颜色，表明可能含有蒽醌类。

（3）甾体和三萜类化合物

1）乙酸酐-浓硫酸反应（Liebermann-Burchard反应）：取1ml供试液，置蒸发皿中水浴蒸干，加1ml冰醋酸使残渣溶解，再加1ml乙酸酐，最后从边沿缓缓滴加1滴浓硫酸，于干燥比色盘中，如溶液颜色依次呈现黄→红→紫→蓝→墨绿，表明可能含有甾体类成分。如溶液最终呈现红或紫色，表明含有三萜类成分。

2）三氯乙酸反应：取供试液滴于滤纸片上，滴三氯乙酸试剂，加热至60℃，产生红色，渐变为紫色，表明含甾体类成分。加热至100℃才显红色、红紫色，表明含有三萜类成分。

3）三氯甲烷浓硫酸反应（Salkowski反应）：取1ml供试液，置于蒸发皿中水浴蒸干，加1ml三氯甲烷使残渣溶解，将三氯甲烷液转入试管中，加1ml浓硫酸使其分层，如三氯甲烷层显红色或青色，硫酸层有绿色荧光，表明可能含有甾体或三萜。

（4）强心苷类

1）碱性苦味酸反应（Baljet反应）：取1ml供试液于试管中，加数滴碱性苦味酸试剂，如溶液即刻或15分钟内显红色或橙红色，表明可能含有强心苷类。

2）间二硝基苯反应：取1ml供试液于试管中，加数滴间二硝基苯试剂，摇匀后再加数滴20%氢氧化钠溶液，如产生紫红色，表明可能含有强心苷类。

3）三氯化铁-冰醋酸反应（Keller-Kiliani反应）：取1ml供试液于蒸发皿中，水浴蒸干，残留物加2ml三氯化铁-冰醋酸试剂溶解后，然后再加入1滴1%的$FeCl_3$乙醇溶液置于干燥试管内，沿管壁加入等体积2ml浓硫酸，使分成两层，如上层为蓝绿色（α-去氧糖），界面处为紫色或红色环（苷元），渐变为浅绿，蓝色，最后上面冰醋酸层全呈蓝色或蓝绿色表明可能含有2，6-二去氧糖的强心苷类。

4）呫吨氢醇反应：取1ml供试液于蒸发皿中，水浴蒸干，加呫吨氢醇试剂，水浴加热2分钟，如溶液显红色，表明可能含有2，6-二去氧糖的强心苷类。本实验也可取强心苷固体试样少许，加入1ml呫吨氢醇试剂振摇，置水浴上加热3分钟，如呈现红色，表明可能含有2,6-二去氧糖。

5）碱性3，5-二硝基苯甲酸反应（Kedde反应）：取1ml供试液于试管中，加入碱性3,5-二硝基苯甲酸试剂3～4滴，产生红色或红紫色反应。

6）碱性亚硝酰铁氰化钠反应（Legal反应）：取1ml供试液或经处理后的三氯甲烷或醇液于试管中在水浴上蒸干，用1ml吡啶溶解残渣，加入3%亚硝酰铁氰化钠乙醇溶液4～5滴，混匀，再加入10%氢氧化钠溶液1～2滴，是否呈现红色或紫色（若结果不明显可另取一份供试液如上操作，最后加10%氢氧化钠溶液0.5ml，观察二液交界面有无红色）。

注1：强心苷的试验都是在较强的碱性条件下进行，如果样品中含有蒽醌类化合物，也具有红色反应，妨碍检查，因此在检查前需先检查有无蒽醌类成分，若有则应先将其除去，即将乙醇浸液在水浴上蒸发，残渣加三氯甲烷热溶后过滤，加1%氢氧化钠溶液振摇，去除蒽醌类化合物后，三

氯甲烷液供鉴别用。

注 2：如果样品含有叶绿素，使乙醇提取液带较深的绿色，影响反应的进行，故需将叶绿素除去，具体方法如下：乙醇提取液在水浴上挥去大部分乙醇（不让乙醇挥尽），再加水适量，使含醇量为 20%左右，稍热后即放冷，过滤，滤液即可供试验用，或将滤液在水浴上浓缩至糖浆状，加入 95%乙醇溶液 10ml 溶解再供试验用。

（5）香豆素类、内酯类

1）异羟肟酸铁反应：取 1ml 供试液于试管中，加 7%饱和盐酸羟胺醇溶液及 10%氢氧化钠溶液各 2～3 滴使其显强碱性，置沸水浴上加热数分钟至反应完全，放冷，加 1%盐酸溶液调 pH 至 3～4，再加 1～2 滴 1%三氯化铁试剂，如约半分钟后溶液为红色或紫色（后消失），表明可能含有香豆素或内酯类。注：此反应适合酯、内酯、香豆素及其苷类的检识，用于中草药浸液试验反应结果可能不太明显。

2）开环-闭环反应：取 1ml 供试液于试管中，加 2～3 滴 1%氢氧化钠溶液，于沸水浴上加热 3～4 分钟，得澄清溶液，再加 3～5 滴 2%盐酸溶液使溶液酸化，若溶液变为浑浊，则表明可能含有内酯类化合物。

3）重氮化偶合反应：取 2ml 供试液于试管中，加数滴至 1ml 的 5%碳酸钠试剂，于沸水浴上加热数分钟，冷后，加新配制的重氮盐试剂 1～2 滴，若呈红色或紫色，则表明可能含有香豆素类化合物。

4）间硝基苯反应：取供试液点于滤纸片上，喷洒 2%间硝基苯试剂，待乙醇挥发后，再喷洒 2.5mol/L 氢氧化钾溶液，置 70～100℃的恒温箱中加热，若呈紫红色，则表明可能含有内酯类化合物。

5）荧光反应：取供试液，点于滤纸片上或硅胶色谱板上，干燥后置紫外灯下观察，若呈现蓝-绿色荧光，再喷洒 1%氢氧化钾试剂，荧光加强，则表明可能含有香豆素类化合物。

4. 石油醚溶性成分的检识 取 2g 天然药物粗粉，加 10ml 石油醚，室温下浸渍提取 2～3 小时，过滤，滤液做下列成分检识。

（1）挥发油、油脂类

1）性状鉴别：观察其色泽，检查是否有特殊香气及辛辣烧灼味感。

2）油斑试验：取供试液点于滤纸片上，室温下挥去溶剂后，滤纸片上如留有油斑，表明可能含有油脂或挥发油，若稍经加热，油斑消失或减少，表明可能含有挥发油，如油斑无变化，表明可能含有油脂。

3）pH 检查（检酸或酚）：取样品 1 滴加乙醇 5 滴，以预先用蒸馏水湿润的广泛 pH 试纸进行检查，如显酸性，则提示含有游离的酸或酚类化合物。

4）香草醛-浓硫酸反应：取供试液点于硅胶色谱板上，挥去石油醚，喷洒香草醛-浓硫酸试剂，如产生红、蓝、紫等颜色，表明可能含有挥发油、萜类和甾醇。取挥发油乙醇液 1 滴于滤纸上，滴以新配制的 0.5%香草醛的硫酸乙酸溶液，呈黄色、棕色、红色或蓝色反应。

（2）酚类

1）取样品 1 滴，溶于 1ml 乙醇中，加入 1%三氯化铁试剂 1～2 滴，如显蓝紫或绿色，提示含有酚羟基。

2）苯肼试验（检酮、醛类）：取 2,4-二硝基苯肼试液 0.5～1ml，加 1 滴样品的无醛醇溶液，用力振摇，如有酮醛化合物，应析出沉淀（液色变化：黄—橙—红），如无反应，可放置 15 分钟后再观察之。

3）荧光素试验法：将样品乙醇液滴在滤纸上，喷洒 0.05%荧光素水溶液，然后趁湿将纸片暴露在 5% Br_2/CCl_4 蒸气中，含有双键的萜类（如挥发油）呈黄色；背景很快转变为浅红色。

5. 氰苷类成分的检识 检品溶液的制备：取药材 2～3g，研碎，置 50ml 锥形瓶中加入 3ml 5%硫酸溶液，充分混合。

（1）苦味酸钠反应：取 1g 试样，置于试管中，加数滴蒸馏水使湿润，于试管中悬挂一条苦味酸钠试纸（勿使试纸接触试管下部试样），用胶塞塞住试管，于 50～60℃水浴中加热 15～30 分钟，如试纸由黄色变为砖红色，表明可能含有氰苷类成分。取滤纸条先滴加饱和苦味酸液浸润，稍干后，再滴加 10%碳酸钠溶液 1～2 滴润湿，干后，悬于上述锥形瓶中，在水浴上加热 10 分钟，滤纸渐变为橙色或砖红色，表明可能含有氰苷类成分。

（2）亚铁氰化铁反应（普鲁士蓝反应）：取 1g 试样，置于试管中，加蒸馏水使湿润，立即用滤纸将试管口包紧，并在滤纸上加 1 滴 10%氢氧化钾溶液，于 50～60℃水浴中加热 15～30 分钟后，再在滤纸上分别滴加 10%硫酸亚铁试剂、10%盐酸、5%三氯化铁试剂各 1 滴，如滤纸显蓝色，表明可能含有氰苷。

6. 生物碱类成分的鉴别　取 10g 天然药物粗粉，加 100ml 乙醇，沸水浴中回流提取 1 小时，过滤。滤液回收乙醇至无醇味，取 1/2 量浓缩液，加 10ml 5%盐酸溶液，充分搅拌，过滤，滤液部分供检识生物碱。大多数生物碱类成分与生物碱沉淀试剂在酸性溶液（水液或稀醇液）中发生沉淀反应。

1）碘化铋钾反应：取上备酸水浸液 1ml 左右于试管中，加 1～2 滴碘化铋钾试剂（Dragendorff 试剂），如立刻有棕黄色至棕红色沉淀产生，表明可能含有生物碱。

2）碘化汞钾反应：取上备酸水浸液 1ml 于试管中，加 2～3 滴碘化汞钾试剂（Mayer 试剂），如产生白色或类白色沉淀，表明可能含有生物碱。

3）碘-碘化钾反应：取上备酸水浸液 1ml 于试管中，加 2～3 滴碘-碘化钾试剂，如产生褐色或暗褐色沉淀，表明可能含有生物碱。

4）硅钨酸反应：取上备酸水浸液 1ml 于试管中，加 1～2 滴硅钨酸试剂，如产生淡黄色或灰白色沉淀或结晶，表明可能含有生物碱。

7. 实验说明及注意事项

（1）本实验所用的供试品，可根据具体情况，灵活选择，但应包括试验材料项中所列出的成分，提倡尽可能使用有代表性的化学对照品。

（2）预试验反应完成后，首先对反应结果明显的成分进行分析判断，做出初步结论。而对某些反应结果不十分明显的，应进一步浓缩处理供试液，再进行检识或另选一些试剂进行检识，有时可配合色谱法检识。

（3）判断分析各反应结果时，应综合考虑，如异羟肟酸铁反应为阳性的有酯、内酯、香豆素类等化合物，要配合香豆素的特有反应，将香豆素与其他酯类化合物进行区别。

（4）预试验结果一般只能提供试样中可能含有哪些类型的化学成分，然后设计提取分离的工艺方法，通过对提取分离得到的成分进一步检识，才能确定该药材中含有哪些成分。

实验二 苦杏仁苷的提取、分离

苦杏仁（bitter apricot kernel）是蔷薇科植物山杏 *Prunus armeniaca* L.var. ansu Maxim 的干燥成熟种子，含有脂肪酸、氨基酸、苦杏仁苷和苦杏仁酶等。苦杏仁苷为主要有效成分，含量为2%～3%，据文献报道用于治疗慢性气管炎、急慢性呼吸道感染和脓疱病，与其他药物合用还可治疗皮肤癌；有镇咳平喘、抗炎镇痛、降血脂等作用；可改善晚期癌症患者的症状，延长存活期。

苦杏仁苷（amygdalin）：异名扁桃苷，分子式为 $C_{20}H_{27}NO_{11}$，分子量457.42。三水合物为斜方柱状结晶（水中结晶），熔点（mp）为200℃；无水物 mp 为220℃。1g 苦杏仁苷溶于12ml 水、900ml乙醇或11ml 沸乙醇，易溶于沸水，几乎不溶于乙醚。

苦杏仁苷是种子植物比较常见的 *β*-氧苷，容易水解，尤其在酸性条件或酶催化下水解更快。苦杏仁苷被苦杏仁酶（amygdalase）水解生成1分子 *D*-葡萄糖和1分子次级苷——野樱苷（prunasin），野樱苷继续被分解，生成1分子 *D*-葡萄糖和1分子杏仁腈（或称扁桃腈），杏仁腈不稳定，受热或受羟氰裂解酶（hydroxyhitrile lyase）的作用产生苯甲醛和剧毒物质氢氰酸。该分解过程在室温下甚至在没有酶存在的情况下也能快速发生。

（一）实验目的

1. 掌握种子类药材的脱脂方法。

2. 掌握苦杏仁苷的溶解性能及其提取、分离方法。

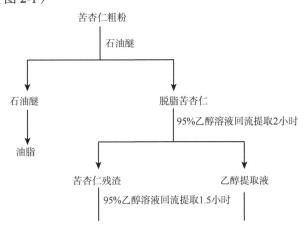

（二）实验原理

乙醇能将苦杏仁苷及部分脂溶性杂质提出，使蛋白质、多糖等水溶性成分留在药材中。苦杏仁苷不溶于乙醚，在苦杏仁苷的饱和乙醇溶液中加入乙醚，可使苦杏仁苷析出。

实验流程图（图2-1）

```
                      苦杏仁粗粉
                          │
                        石油醚
              ┌───────────┴───────────┐
              ↓                       ↓
           石油醚                  脱脂苦杏仁
              │                       │
              │            95%乙醇溶液回流提取2小时
              ↓              ┌─────────┴─────────┐
            油脂            ↓                   ↓
                        苦杏仁残渣            乙醇提取液
                            │
                  95%乙醇溶液回流提取1.5小时
```

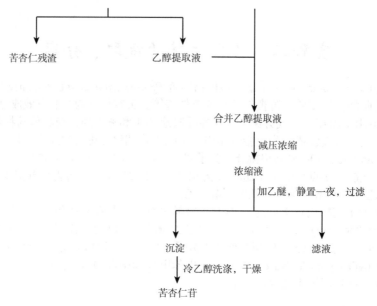

图 2-1　实验流程图（苦杏仁苷的提取、分离）

（三）仪器及试剂

（1）仪器：500ml 烧杯 3 个，回流装置 1 套，研钵 1 个，500ml 抽滤瓶 1 个，500ml 三颈瓶 1 个，水浴装置，500ml 分液漏斗 1 个，搪瓷盘 1 个，500ml 量杯 1 个，滤纸，棉花等。

（2）试剂：苦杏仁药材粗粉，95%乙醇溶液，乙醚，石油醚，无水乙醇等。

（四）实验操作

（1）脱脂：取苦杏仁药材粗粉 40g，置于 500ml 三颈瓶中，加入 250ml 石油醚，于 70～80℃水浴搅拌提取 1 小时，过滤，收集滤液和滤饼，滤饼即为脱脂苦杏仁。

（2）苦杏仁苷的提取：将脱脂苦杏仁置于 500ml 三颈瓶中，加入 320ml 95%乙醇溶液，于 80～90℃水浴回流提取 2 小时，趁热过滤，收集滤液。将苦杏仁残渣加入 240ml 95%乙醇溶液重复提取 1.5 小时，合并两次乙醇提取液，减压浓缩至 40ml，加入等体积的乙醚，静置一夜，过滤，干燥后得淡黄色粉末，即苦杏仁苷粗品。

（3）重结晶：用 95%乙醇溶液或无水乙醇重结晶，晶体经无水乙醇洗涤，于 120℃干燥 2 小时，得苦杏仁苷精品。

（五）注意事项

（1）苦杏仁苷的重结晶与 95%乙醇溶液的固液比为 1：20，与无水乙醇的固液比为 1：60。

（2）苦杏仁药材粉末不宜过细，以防影响过滤速率。

（3）乙醚易燃、易挥发、易爆，使用时应注意。

（六）思考题

（1）石油醚浸提苦杏仁后，石油醚中主要含有什么物质？

（2）如何鉴定苦杏仁苷？

实验三　秦皮中秦皮乙素、秦皮甲素的提取、分离与鉴定

秦皮为本樨科白蜡树属植物白蜡树 *Fraxinus chinensis* Roxb.或苦枥白蜡树 *Fraxinus rhynchophylla* Hance、尖叶白蜡树 *Fraxinus szaboana* Lingelsh.或宿柱白蜡树 *Fraxinus stylosa* Lingelsh.的树皮，味苦，性微寒。其具有清热、燥湿、收涩作用。主治湿热泻痢、目赤肿痛等症。秦皮中主要化学成分为香豆素类化合物，多有抗菌消炎的生理活性，其中秦皮乙素和秦皮甲素为治疗痢疾的有效成分。

（一）实验目的

1. 掌握秦皮中秦皮甲素和秦皮乙素的提取分离方法。

2. 了解天然药物中香豆素类成分的检识方法。

（二）实验原理

秦皮中主要成分的结构及性质概述如下。

（1）秦皮乙素（esculetin）：分子式 $C_9H_6O_4$，分子量 178.1，片状结晶，mp 268～270℃。秦皮乙素易溶于热乙醇及氢氧化钠溶液，溶于稀碱，可溶于乙酸乙酯，微溶于沸水。其显蓝色荧光。

（2）秦皮甲素（esculin）：分子式 $C_{15}H_{16}O_9$，分子量 340.3，为倍半水合物，针晶（热水），mp 204～206℃。秦皮甲素易溶于沸水、热乙醇、甲醇，难溶于冷水、乙酸乙酯。

（3）秦皮素（fraxetin）：分子式 $C_{10}H_8O_5$，分子量 208.2，片状结晶（乙醇水溶液），mp 227～228℃，溶于乙醇，微溶于乙醚和沸水。

（4）秦皮苷（fraxin）：分子式 $C_{16}H_{18}O_{10}$，分子量 370.3，水合物为黄色针晶（水或稀乙醇），无水物 mp 205℃（迅速加热），易溶于热水及热乙醇，不溶于乙醚，微溶于冷水。

| 秦皮乙素 | R=H |
| 秦皮甲素 | R=Glc（葡糖基） |

| 秦皮素 | R=H |
| 秦皮苷 | R=Glc |

秦皮乙素和秦皮甲素均能溶于热乙醇中，可用热乙醇将二者提取出来，并利用二者在乙酸乙酯中溶解度的不同进行分离。

（三）仪器及试剂

（1）仪器：冷凝回流装置、分液漏斗、滤纸、TLC 硅胶板、毛细吸管、胶头滴管、烧杯、试管等。

（2）试剂：秦皮粗粉，甲醇，95%乙醇溶液，三氯甲烷，乙酸乙酯，无水硫酸钠，蒸馏水，1%氢氧化钠溶液，1%三氯化铁溶液，10%盐酸羟胺甲醇溶液，5%盐酸溶液等。

（四）实验材料

秦皮粗粉、甲醇、95%乙醇溶液、三氯甲烷、乙酸乙酯、无水硫酸钠、蒸馏水、1%氢氧化钠溶液、1%三氯化铁溶液、10%盐酸羟胺甲醇溶液、5%盐酸溶液等。

（五）实验操作

（1）提取：称取秦皮粗粉 100g，加 95%乙醇溶液 300ml，水浴回流两次，每次 1 小时，过滤，合并滤液，减压回收至膏状，即得总提取物。

（2）分离：上述浸膏加 80ml 蒸馏水，加热溶解，待水液冷却后转移至分液漏斗中，以等体积三氯甲烷萃取两次。水液置于水浴上加热除去残留的三氯甲烷。待水液冷却后，以等体积的乙酸乙酯萃取两次，合并萃取液。用无水硫酸钠脱水。减压回收溶剂至干，残留物溶于温热甲醇中，浓缩至适量，放置析晶，即有黄色针状结晶析出，滤取结晶，用甲醇重结晶，即得秦皮乙素。将乙酸乙酯萃取过的水层浓缩至适量，放置，即有微黄色晶体析出，用甲醇、蒸馏水反复结晶，即得秦皮甲素结晶。

（3）鉴定

1）荧光：将秦皮甲素和秦皮乙素乙醇溶液分别滴在滤纸上，在紫外灯下观察荧光颜色。再喷氢氧化钠溶液，观察荧光变化。

2）三氯化铁试验：取秦皮甲素和秦皮乙素乙醇溶液各 2ml，分别置试管中，加 1%三氯化铁溶液 2～3 滴，观察颜色变化。

3）异羟肟酸铁反应：取秦皮甲素和秦皮乙素乙醇溶液各 2ml，分别置试管中，加新配制的 10%盐酸羟胺甲醇溶液 2～3 滴，1%氢氧化钠 2～3 滴，水浴加热 2 分钟，冷却后加 5%盐酸溶液数滴，调 pH 至 3～4，加 1%氯化铁溶液 2～3 滴，观察颜色变化（溶液呈红→紫红色）。

4）薄层色谱法（TLC）鉴定

吸附剂：硅胶 G 板。

对照品：秦皮甲素和秦皮乙素。

展开剂：三氯甲烷-甲醇-甲酸（6∶1∶0.5）。紫外灯下观察荧光。

（六）注意事项

1. 由于秦皮品种和产地差异，秦皮甲素和秦皮乙素含量差异较大。

2. 分离提取时注意检查秦皮甲素和秦皮乙素是否提取完全。

3. 两相萃取操作中不可猛力振摇，以免造成严重乳化现象而影响分层。

（七）思考题

1. 秦皮素类成分常见的提取、鉴定方法有哪些？

2. 如何区别秦皮甲素和秦皮乙素？

实验四　虎杖中游离蒽醌类化合物的提取、分离与鉴定

中药虎杖为蓼科蓼属植物虎杖 *Polygonum cuspidatum* Sieb. et Zucc. 的干燥根茎和根。虎杖味微苦，性微寒，具有利湿退黄、清热解毒、散瘀止痛、止咳化痰之功效。研究表明虎杖具有抗炎、抗病毒、抗菌、抗血栓、抗肿瘤、抗氧化等药理作用。

虎杖中主要含有蒽醌类、二苯乙烯类、黄酮类等成分。虎杖中主要蒽醌类成分的结构及性质如下。

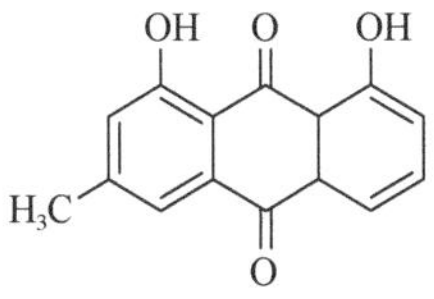

大黄酚 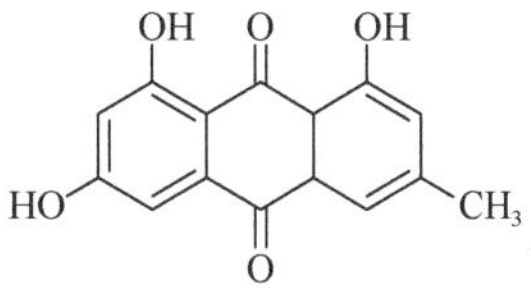　　　　　　　　　大黄素

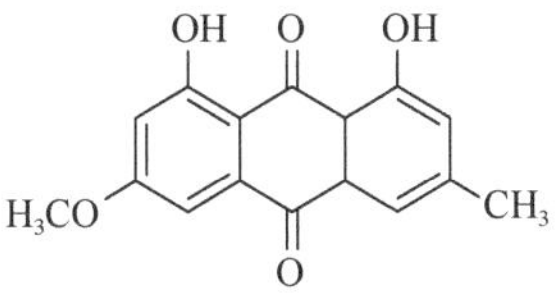

大黄素-6-甲醚 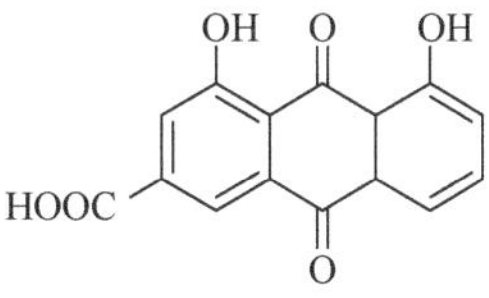　　　　　　　大黄酸

大黄酸（rhein）：黄色针晶，mp 为 321～322℃，330℃分解。大黄酸能溶于碱液、吡啶，微溶于乙醇、苯、三氯甲烷、乙醚和石油醚，不溶于水。

大黄素（emodin）：橙黄色针晶，mp 为 256～257℃。大黄素能升华，易溶于乙醇、碱液，微溶于乙醚、三氯甲烷，不溶于水。

大黄酚（chrysophanol）：橙黄色六方或单斜结晶（乙醇或苯），mp 为 196～197℃。大黄酚能升华，易溶于沸乙醇，可溶于甲醇、丙酮、苯、三氯甲烷、乙醚、氢氧化钠溶液，微溶于石油醚、冷乙醇，不溶于水、$NaHCO_3$ 和 Na_2CO_3 溶液。

大黄素甲醚（physcion）：黄色针晶，mp 为 203～207℃。大黄素甲醚能升华，溶解性与大黄素相似。

（一）实验目的

1. 掌握 pH 梯度萃取法分离酸性成分的原理及操作技术。
2. 掌握蒽醌类成分的鉴定方法。
3. 学习脂溶性成分与水溶性成分的分离方法。

（二）实验原理

游离态的蒽醌极性较小，通常可采用极性小的有机溶剂提取，具有升华特性的可用蒸馏法提取。故本实验采用乙醇提取和乙醚萃取相结合的方法，将蒽醌类化合物与其他极性大的化合物分开。

依据蒽醌类化合物的酸性强弱不同，采用强弱不同的碱水由强到弱依次萃取，从而将不同酸性的蒽醌分离。游离蒽醌酸性强弱顺序为大黄酸＞大黄素＞大黄素甲醚＞大黄酚，因此可用 pH 梯度萃取法分离。

（三）实验方法

1.仪器及试剂

（1）仪器：水浴锅，旋转蒸发仪，分液漏斗，薄层板，层析缸，喷雾瓶，常规玻璃仪器，pH 试纸，回流提取装置等。

（2）试剂：虎仗粗粉，95%乙醇溶液，乙醚，5% $NaHCO_3$溶液，5% Na_2CO_3溶液，2% NaOH溶液，浓盐酸，丙酮，三氯甲烷，乙酸乙酯，浓氨水，水，甲醇，石油醚等。

2. 实验操作

（1）虎杖中总游离蒽醌的提取：称取虎杖粗粉20g，用95%乙醇溶液（80ml、60ml、60ml）回流提取3次，回流时间分别为1小时、0.5小时、0.5小时。合并过滤提取液，浓缩至无醇味。浓缩液中加20ml水进行混悬，然后用乙醚萃取3次（30ml、20ml、20ml），合并乙醚萃取液，即得含总游离蒽醌的乙醚液，水层含水溶性成分。

（2）游离蒽醌的分离

1）强酸性成分的分离：乙醚液用5% $NaHCO_3$溶液萃取3次（10ml、5ml、5ml），合并碱液，在搅拌下滴加浓盐酸，调节pH至2，静置沉淀，抽滤，用水洗涤沉淀至近中性，得深褐色粉末，即强酸性成分。

2）中等酸性成分的分离：乙醚液再用5% Na_2CO_3溶液萃取4次（10ml、5ml、5ml、5ml），合并碱液，用浓盐酸调pH至2，静置沉淀，抽滤，用水洗涤沉淀至近中性，得中等酸性成分。所得产品用丙酮重结晶一次，再用甲醇重结晶，得大黄素。

3）弱酸性成分的分离：乙醚液继续用2% NaOH溶液萃取3次（10ml、5ml、5ml），合并碱液，用浓盐酸调pH至2，静置沉淀，倾弃上清液，抽滤，用水洗涤沉淀至近中性，得弱酸性成分。所得产品用三氯甲烷-甲醇（1∶1）重结晶。

4）中性成分的分离：最后，乙醚液用水洗至中性，回收乙醚，残留物即为中性成分。

（3）鉴定

1）薄层色谱鉴定

吸附剂：硅胶 GF_{254} 板。

展开剂：石油醚-乙酸乙酯1∶1（强酸性及中等酸性），石油醚-乙酸乙酯9∶1。

样品：强酸性成分，中等酸性成分，弱酸性成分，大黄酸对照品，大黄素对照品，大黄酚对照品，大黄素-6-甲醚对照品。

显色：在紫外光下先观察，后用浓氨水熏，再在紫外光下观察荧光。

2）光谱法鉴定：测定样品的UV光谱，并与已知文献报道数据对照。

（四）注意事项

1. 实验中不能使用明火。

2. 浓缩液加水混悬要均匀（不结块）。

3. 萃取要遵循少量多次的原则，振摇要轻，以免乳化。

4. 加酸调pH时要慢慢滴加，并不断搅拌。

（五）思考题

1. pH梯度萃取法的原理是什么？适用于哪些化学成分的分离？

2. 根据薄层色谱法结果分析大黄酚、大黄素和大黄素甲醚的色谱行为。

3. 回收的乙醇液为何有色？哪些类型的化合物具有该特性？

实验五 大黄中蒽醌类成分的提取、分离和鉴定

（一）实验目的

1. 掌握蒽醌苷元的提取方法——酸水解法。
2. 掌握 pH 梯度萃取法的原理及操作技术。
3. 熟悉蒽醌类化合物的性质及鉴定方法。

（二）实验原理

1. 概述　大黄为蓼科大黄属植物掌叶大黄 *Rheum palmatum* L. 、唐古特大黄 *Rheum tanguticum* Maxim. ex Balf. 或药用大黄 *Rheum officinale* Baill. 的干燥根和根茎。

大黄为常用中药，其性苦、寒，具有泻下攻积、清热泻火、凉血解毒、逐瘀通经、利湿退黄等功效，用于实热积滞便秘、血热吐衄、目赤咽肿、痈肿疔疮、瘀血经闭、跌打损伤、湿热痢疾、黄疸尿赤等症；外治烧烫伤。现代药理研究表明，大黄具有泻下作用，产生泻下的有效成分为番泻苷类，游离蒽醌类的泻下作用较弱，具有抗菌作用，以芦荟大黄素、大黄素及大黄酸作用较强，表现在对多种细菌有不同程度的抑制作用。此外，还有抗肿瘤、利胆保肝、利尿、止血等作用。

大黄的主要成分为蒽醌衍生物，总含量为 3%～5%，其中游离的羟基蒽醌类化合物主要为大黄酚、大黄素、大黄酸、芦荟大黄素、大黄素甲醚等；大多数羟基蒽醌类化合物以苷的形式存在，如大黄酚葡萄糖苷、大黄素葡萄糖苷、大黄酸葡萄糖苷、芦荟大黄素葡萄糖苷、一些双葡萄糖链苷，以及少量的番泻苷 A、B、C、D。大黄中除了上述成分外，还含有鞣质、脂肪酸及少量的土大黄苷和土大黄苷元。鞣质的含量在 10%～30%，具有止泻作用。

大黄中主要成分的理化性质概述如下。

（1）大黄酸（rhein）：分子式 $C_{15}H_8O_6$，黄色针状结晶，mp 为 321～322℃，于 330℃分解。大黄酸能溶于碱液、吡啶，微溶于乙醇、苯、三氯甲烷、乙醚和石油醚，不溶于水。

（2）大黄素（emodin）：分子式 $C_{15}H_{10}O_5$，橙黄色针状结晶（乙醇），mp 为 256～257℃（乙醇或冰醋酸）。大黄素能升华，易溶于乙醇、碱液，微溶于乙醚、三氯甲烷，不溶于水。

（3）芦荟大黄素（aloe-emodin）：分子式 $C_{15}H_{10}O_5$，橙色针状结晶（甲苯），mp 为 223～224℃。芦荟大黄素能升华，易溶于热乙醇，可溶于乙醚和苯，并呈黄色；溶于碱液。

（4）大黄素甲醚（physcion）：分子式 $C_{16}H_{12}O_5$，黄色针晶，mp 为 203～207℃（苯）。大黄素甲醚溶于苯、三氯甲烷、吡啶及甲苯，微溶于乙酸及乙酸乙酯，不溶于甲醇、乙醇、乙醚和丙酮。

（5）大黄酚（chrysophanol）：分子式 $C_{15}H_{10}O_4$，橙黄色六方或单斜结晶（乙醇或苯），mp 为 196～197℃（乙醇或苯）。大黄酚能升华，易溶于沸乙醇，可溶于丙酮、三氯甲烷、苯、乙醚和冰醋酸，微溶于石油醚、冷乙醇，不溶于水。

（6）羟基蒽醌苷类大黄素甲醚葡萄糖苷（physcion monoglucoside），黄色针状结晶，mp 为 235℃；芦荟大黄素葡萄糖苷（aloe-emodin monoglucoside），mp 为 239℃；大黄素-8-*O-β-D*-葡萄糖苷（emodin-8-*O-β-D*-monoglucoside），浅黄色针状结晶，mp 为 190～191℃；大黄素-1-*O-β-D*-葡萄糖苷（emodin-1-*O-β-D*- monoglucoside），mp 为 239～241℃；大黄酸葡萄糖苷（rhein-8-*O*-monoglucoside），mp 为 266～267℃；大黄酚葡萄糖苷（chrysophanol monoglucoside），mp 为 245～246℃，等。

R_1	R_2	成分名称
CH_3	H	大黄酚
CH_3	OH	大黄素
CH_3	OCH_3	大黄素-6-甲醚
CH_2OH	H	芦荟大黄素
COOH	H	大黄酸

2. 实验原理　大黄中羟基蒽醌类化合物多数以苷的形式存在，故可用稀酸溶液将蒽醌苷水解

成苷元，利用游离蒽醌可溶于三氯甲烷的性质，用三氯甲烷将它们提取出来。由于结构上的不同，各羟基蒽醌所表现的酸性不同，可用 pH 梯度萃取法分离。

（三）实验方法

1. 实验流程图 见图 2-2。

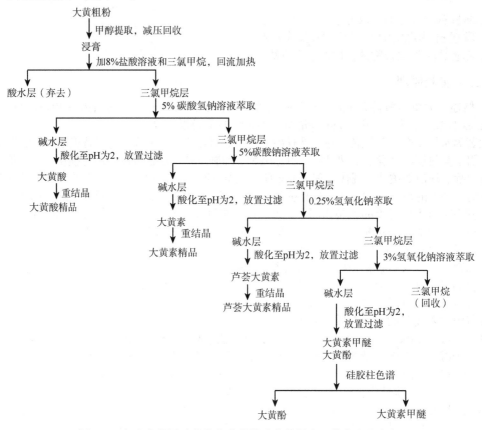

图 2-2 实验流程图（大黄中蒽醌类成分的提取、分离和鉴定）

2. 仪器及试剂

（1）仪器：回流装置 1 套，溶剂回收装置 1 套，抽滤装置 1 套，烧杯 1000ml、500ml、250ml 各 1 个，500ml 分液漏斗 2 个，500ml 量杯 1 个，100ml 和 10ml 量筒各 1 个，50ml 锥形瓶 10 个，500ml 和 250ml 锥形瓶各 1 个，色谱柱 1 根，蒸发皿 1 个，研钵 1 套，层析槽 1 个，电炉，滤纸，棉花，pH 试纸，小试管等。

（2）试剂：大黄粗粉、甲醇、三氯甲烷、8% 盐酸溶液、5%碳酸氢钠溶液、6mol/L 盐酸溶液、冰醋酸、丙酮、5%碳酸钠溶液、0.25%氢氧化钠溶液、3%氢氧化钠溶液、环己烷、乙酸乙酯、乙酸镁、氨水、硅胶（200～300 目）、薄层色谱硅胶板、浓盐酸、乙醇、水等。

3. 实验操作

（1）总蒽醌苷元的提取：称取大黄粗粉 150g，加甲醇 600ml 回流提取 1 小时，摇匀，过滤。滤液减压回收甲醇至干，加 8% 盐酸溶液 500ml，超声 5 分钟，加三氯甲烷 500ml，回流 1 小时，分出酸水层，三氯甲烷液为总蒽醌苷元（游离蒽醌），留作进一步分离和精制。

（2）蒽醌苷元的分离和精制

1）强酸性成分大黄酸的分离和精制：将上述三氯甲烷溶液移至分液漏斗中，用 5% 碳酸氢钠水溶液（测定 pH）萃取 3 次，合并碱液置烧杯中，在搅拌下慢慢滴加浓度为 6mol/L 盐酸溶液调 pH 为 2。放置，抽滤，水洗沉淀至近中性，干燥，得深褐色粉末。将粉末加适量冰醋酸加热溶解，趁热过滤，滤液放置析晶，过滤，用少量冰醋酸淋洗结晶，得黄色针晶为大黄酸精品。

2）中等酸性成分大黄素的分离和精制：以上用 5% 碳酸氢钠溶液萃取过的三氯甲烷液用 5% 碳酸钠溶液（测定 pH）萃取 3～5 次。碱液用量以碱水层萃取液色较浅为宜。合并碱液置烧杯中，加 6mol/L 盐酸溶液调 pH 为 2。稍放置。抽滤。沉淀以水洗至中性，干燥，称重，用适量丙酮热溶，趁热过滤，滤液静置，析出橙色针晶，过滤后，用少量丙酮淋洗结晶，得大黄素精品。

3）芦荟大黄素的分离与精制：以上用 5% 碳酸钠溶液萃取过的三氯甲烷液用 0.25% 氢氧化钠溶液萃取 3～5 次，碱液用量以碱水层萃取液色较浅为宜。合并碱液置烧杯中，加浓盐酸调 pH 为 2。稍放置，得橙色沉淀。抽滤，沉淀以水洗至中性，干燥，再用乙酸乙酯精制，得橙黄色针晶，为芦荟大黄素精品。

4）弱酸性成分大黄酚和大黄素甲醚的分离：萃取除去芦荟大黄素后余下的三氯甲烷液，用 3% 氢氧化钠溶液萃取 2～3 次，碱液用量以碱水层萃取液色较浅为宜。合并碱液置烧杯中，加浓盐酸调 pH 为 2，析出黄色沉淀，过滤，水洗至中性，干燥，为大黄酚和大黄素甲醚混合物，留作硅胶柱色谱分离的样品。余下三氯甲烷液水洗至中性，减压回收三氯甲烷。

（3）大黄酚和大黄素甲醚的分离与精制：大黄酚与大黄素甲醚的极性不同，可用硅胶柱色谱进行分离。

柱色谱分离条件如下。

吸附剂：硅胶（200～300 目），装 20cm 高的硅胶（色谱柱：1.8cm×28cm）。

样品准备：将 100mg 大黄酚和大黄素甲醚混合并用乙酸乙酯溶解。将其均匀加到吸附剂中，然后加热去除乙酸乙酯。

色谱柱的安装：湿法装柱。

洗脱液：环己烷：乙酸乙酯（9：1）*。

将样品加于柱顶，倒入洗脱剂，洗脱开始，流速控制在 5ml/min，收集各流分（每份 10ml），各流分回收溶剂，用硅胶薄层色谱法检查，合并相同流分，回收溶剂至干，分别用乙酸乙酯重结晶 1～2 次，可得大黄酚和大黄素甲醚精品。

色谱条件概述如下。

对照品：大黄酚和大黄素甲醚。

展开剂：环己烷-乙酸乙酯（7：3）。

显色：在可见光下观察，记录黄色斑点出现的位置，然后用浓氨水熏或喷 5% 乙酸镁甲醇溶液，斑点显红色。

（4）蒽醌类化合物的检识

1）薄层色谱检识

样品：pH 梯度分离得到的样品及硅胶柱色谱分离得到的样品。

薄层板：硅胶 G-CMC-Na 板。

对照品：大黄酸、大黄素、芦荟大黄素、大黄素甲醚及大黄酚。

展开剂：环己烷-乙酸乙酯-甲酸（7：3：1）。

显色：先在紫外灯下观察，再用氨气熏后显色观察。

2）定性反应

碱液试验：分别取各蒽醌成分少许置于小试管中，加 3% 氢氧化钠溶液 1ml，观察颜色变化。凡有互成邻位或对位羟基的蒽醌呈蓝紫至蓝色，其他羟基蒽醌呈红色。该反应用于检测左旋蒽醌类化合物。

乙酸镁试验：分别取各蒽醌成分少许置于小试管中，各加乙醇 1ml 使溶解，滴加 1% 乙酸镁乙醇溶液 2～3 滴，观察颜色变化，羟基蒽醌应显橙色到蓝紫色。

（四）注意事项

1. 由于蒽醌类衍生物主要以苷的形式存在，所以新鲜的原药材蒽醌类成分含量高，如果是储

---

*：本书所有试剂比均为体积比。

存时间长的饮片，则蒽醌类成分含量低。

2. 冰醋酸有腐蚀性，操作时避免触及皮肤。

3. 每次加碱液进行 pH 梯度萃取时，注意要测一下三氯甲烷液的 pH。

4. 当用碱液萃取三氯甲烷溶液时，碱水层变为红色，即是因为发生了 Bornträger 反应，加酸后溶液变为黄色。

（五）思考题

1. 如何检识中药中是否存在蒽醌类成分？

2. 大黄中 5 种羟基蒽醌化合物的酸性和极性大小应如何排列？为什么？

3. pH 梯度萃取法的原理是什么？适用于哪些中药成分的分离？

4. 蒽醌类与乙酸镁颜色反应的必要条件是什么？其颜色反应与羟基所在的位置有何关系？

实验六　芦丁的提取、分离与鉴定

槐花（flos sophorae）又称槐花，为豆科植物槐 *Sophora japonica* L. 的干燥花蕾。其味苦、性微寒；主产于山东、河北、河南等地；具有凉血止血、清肝泻火之功效，常用作止血药物治疗痔血、子宫出血、吐血、鼻血等症。现代药理研究表明，槐花具有止血、降血压、降血脂、抗炎、抗病毒、抗氧化、抗肿瘤等作用。所含主要成分为芸香苷，又称芦丁（rutin，维生素 P），含量可高达 23.5%，具有抗氧化、降脂、降糖等多种生物活性，临床用作毛细血管止血药，也作为高血压的辅助治疗药物。

（一）实验目的

1. 掌握从槐花中提取与精制芦丁的原理和方法。
2. 掌握酸水解黄酮苷制取黄酮苷元的方法。
3. 掌握纸色谱鉴别操作技术。
4. 掌握黄酮类化合物和糖类的一般定性检识方法。

（二）实验原理

芦丁是常见的黄酮类化合物。含有芦丁的原料较多，如荞麦、槐花、红枣、茶叶、烟叶、橙皮、番茄等，其中，荞麦和槐花中的芦丁含量最高。有关芦丁提取工艺也多有研究报道，药用芦丁通常是从槐花中提取的。

芦丁为多羟基黄酮，分子中具有酚羟基，具有酸性，易溶于碱液生成弱酸强碱盐而增大溶解能力，再用酸酸化即可析出芦丁的结晶。常利用芦丁易溶于热水、热乙醇，较难溶于冷水、冷乙醇的性质选择重结晶方法进行精制。芦丁可被稀酸水解，生成槲皮素及葡萄糖、鼠李糖，依此进行制备槲皮素。可通过纸色谱及紫外光谱进行黄酮及糖的鉴定。

芦丁为浅黄色粉末或极细的针状结晶，一般常含有三分子结晶水。芦丁 mp 为 174～178℃，无水芦丁 mp 为 188～190℃。溶解度在冷水中为 1∶10 000，在热水中为 1∶180。芦丁是由槲皮素（quercetin）3 位上的羟基与芸香糖（rutinose）脱水而形成的苷。

（三）实验方法

1. 仪器及试剂

（1）仪器：电热套，真空干燥箱，布氏漏斗，水浴锅，层析缸，电子天平，循环水泵，熔点测定仪，紫外分光光度计，烧杯，双层纱布，圆底烧瓶，石棉网，锥形瓶，玻璃漏斗，蒸发皿等。

（2）试剂：槐花粗粉，氯化钙，乙醇，硼砂，氨水，三氯甲烷，甲醇，甲酸，$AlCl_3$，CMC-Na，硅胶 G，各种化学标准品，蒸馏水，石灰乳，浓 HCl，2% 硫酸溶液，碳酸钡细粉或饱和氢氧化钡水溶液，苯胺-邻苯二甲酸试剂，镁粉，2% $ZrOCl_2$ 甲醇溶液，2%枸橼酸甲醇溶液，10% α-萘酚-乙醇溶液，浓硫酸，正丁醇，冰醋酸，乙酸乙酯等。

2. 实验步骤

（1）芦丁的提取与精制

1）芦丁的提取：于 1000ml 烧杯中加入 500ml 蒸馏水，在搅拌下小心加入石灰乳调 pH 至 9～10，煮沸 2～3 分钟后，称取 30g 槐花粗粉，投入沸水中，用电热套加热微沸 30 分钟后，注意不时补充失去的水以保持原体积并维持 pH 为 8～9。趁热用双层纱布过滤，滤渣再加入 300ml 蒸馏水，加石灰乳调 pH 为 8～9，煮 10 分钟，趁热过滤，合并滤液。稍冷（至 60～70℃），用浓 HCl 调 pH 至 2～3，放置 24 小时后析出沉淀，抽滤，用水洗至近中性，置空气自然干燥得淡黄色芦丁粗品。

2）精制芦丁：将芦丁粗品 2g 置 1000ml 圆底烧瓶中，加适量（约 250ml）85%乙醇溶液，加热回流数分钟，使充分溶解。趁热抽滤，滤液冷却即析出结晶，抽干，于 60～70℃干燥 1 小时，即得精制芦丁。

注：取少量固体氧化钙加蒸馏水搅拌，放置 10min 左右（须有不溶氧化钙固体存在），取上清液即为石灰乳。

（2）芦丁水解制备槲皮素：称取精制芦丁 1g 置于 250ml 圆底烧瓶中，加 2% 硫酸溶液 100ml，隔石棉网直火微沸回流约 30 分钟（注意观察现象：未加热时瓶内为混悬液，加热后混悬液逐渐变为澄清液，继续加热后澄清液又逐渐变为混悬液）。冷却水解液，抽滤，滤液保存于锥形瓶中待做糖的检识，所得沉淀用少许蒸馏水洗涤后自然干燥即得粗品槲皮素，沉淀再用 95% 乙醇溶液重结晶 1 次，得黄色针状结晶，于 60～70℃干燥，即得精制槲皮素。滤去槲皮素后的水解母液，取出 20ml 加碳酸钡细粉或饱和氢氧化钡水溶液中和（不断搅拌），至溶液呈中性，滤去白色硫酸钡沉淀，滤液浓缩至 2ml 作纸层析糖的供试液。

（3）芦丁和槲皮素的硅胶薄层色谱法检识：将自制的精制芦丁、精制槲皮素及芦丁标准品乙醇溶液（1mg/ml）、槲皮素标准品乙醇溶液（1mg/ml）进行硅胶薄层色谱法检识。展开剂为乙酸乙酯-甲酸-蒸馏水（8：1：1），显色剂为 5%～10%的硫酸-乙醇溶液或苯胺-邻苯二甲酸试剂，喷雾后在 105℃加热 5～10 秒。

（4）芦丁理化检识：取芦丁适量，加乙醇使溶解，分成三份供下述试验用。

1）盐酸镁粉试验：取样品液适量，然后加 2 滴浓 HCl、再加入少许镁粉，即产生剧烈的反应，并逐渐出现红色至紫红色。

2）锆-枸橼酸试验：取样品液适量，加 2%二氯氧锆甲醇溶液，注意观察颜色变化，再加入 2%枸橼酸甲醇溶液，并详细记录颜色变化。

3）Molish 反应：取样品液适量，加等体积的 10% α-萘酚-乙醇试剂，摇匀，沿管壁缓加浓硫酸，注意观察两液界面的颜色。

（5）糖的纸色谱检识：取 20ml 水解芦丁后的滤液加适量碳酸钡细粉调溶液 pH 到中性，用玻璃漏斗过滤至蒸发皿中，再在水浴上浓缩至 2ml 左右，供纸色谱点样用，同时用葡萄糖标准品水溶液（1mg/ml）和鼠李糖标准品水溶液（1mg/ml）进行对照。展开剂为正丁醇-冰醋酸-蒸馏水（4：1：2）或正丁醇-冰醋酸-水（4：1：5，取上层用）。显色剂为苯胺-邻苯二甲酸试剂，用其进行喷雾，再用电吹风加热至出现棕褐色斑点。将样品色斑与标准品色斑对照并计算 R_f 值。

实验七 陈皮中挥发油的提取、分离与鉴别

陈皮为芸香科植物橘 *Citrus reticulata* Blanco 及其栽培变种的干燥成熟外果皮。其味苦、辛，性温，归肺、脾经，具有理气健脾、燥湿化痰之功效，常用于胸脘胀满、食少吐泻、咳嗽痰多等症。陈皮中挥发油占 1.5%～2%，主要成分为柠檬烯、蒎烯、γ-松油烯、β-月桂烯等。

（一）实验目的

1. 掌握陈皮挥发油的提取和含量测定方法。
2. 了解挥发油的性质和一般检识方法。

（二）实验原理

挥发油与水不相混溶，具有挥发性，当受热时两者蒸气压总和与大气压相等时，溶液即开始沸腾并随水蒸气蒸馏出来。因此，可采用水蒸气蒸馏法来提取天然药物中的挥发油成分。本实验采用挥发油含量测定器提取挥发油并测定挥发油的含量（图 2-3）。

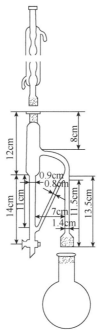

图 2-3 陈皮中挥发油的提取和测定

挥发油的组成成分复杂，常含有烷烃、烯烃、醇、醛、酮、酸等。因此可选择适宜的检识试剂了解挥发油的组成成分。

（三）实验方法

1. 实验装置图 见图 2-3。
2. 仪器及试剂
（1）仪器：圆底烧瓶，挥发油测定器，回流冷凝管，电子天平，电热套，折光仪，滤纸片等。
（2）试剂：陈皮，无水硫酸钠，溴的四氯化碳溶液等。
3. 实验操作
（1）提取：取陈皮 50g，剪碎，置挥发油测定器烧瓶中，加适量的水，连接挥发油测定器与回

沸。至测定器中油量不再增加，停止加热，放冷分层。开启下端活塞，使油层下降至"0"刻度线与油层上端平齐，读取挥发油量，缓缓放出水层，置容器内加入适量无水硫酸钠干燥，计算得率。

（2）鉴别

1）芳香气味：嗅油层气味。

2）油斑试验：取适量挥发油，滴于滤纸片上，常温（或加热烘烤）观察油斑是否消失。

3）折光率：将干燥处理的挥发油置于折光仪下观察测定。

4）不饱和性：将待测油滴入 0.5ml 溴的四氯化碳溶液中，观察是否褪色。

（四）注意事项

1. 根据《中国药典》（2020 年版）规定，挥发油测定法有两种。其中，甲法用于测定相对密度小于 1.0 的挥发油；乙法用于测定相对密度大于 1.0 的挥发油。

2. 提取完毕，须待油水完全分层后，再将挥发油放出进行干燥处理。

3. 折光仪的使用。

（五）思考题

1. 挥发油的性质有哪些？

2. 提取挥发油的常用方法是什么？

3. 水层中是否含有挥发油？如何处理？

实验八 薄荷中挥发油的提取、分离与鉴别

（一）实验目的

1. 掌握薄荷中挥发油的提取方法。
2. 掌握挥发油的分离及鉴定方法。

（二）实验原理

1. 概述 薄荷为唇形科植物薄荷 *Mentha haplocalyx* Brip. 的干燥地上部分，性凉味辛，具有疏散风热、清利头目、利咽透疹等功效。薄荷全草含挥发油 1%以上，其油（薄荷素油）和脑（薄荷醇）为芳香药、调味品及祛风药，并广泛用于日用化工和食品工业。我国是薄荷生产大国和出口大国，薄荷制品薄荷脑及薄荷素油出口美国、英国、日本、新加坡、加拿大等国，在国际上享有盛誉。薄荷在我国各省区多有分布，主要产于长江以南广大地区。

薄荷素油为无色或淡黄色澄清液体，有特殊清凉香气，味初辛，后凉，与乙醇、乙醚、三氯甲烷等能任意混合，相对密度为 0.888~0.908，$[\alpha]_D^{25}$ 为 $-17°~-24°$，n_D^{20} 为 1.456~1.466，沸点为 204~210℃。薄荷挥发油的化学组成很复杂，油中成分主要是单萜类及其含氧衍生物，还有非萜类芳香族、脂肪族化合物等几十种，如薄荷醇、薄荷酮（menthone）、乙酸薄荷酯（menthyl acetate）、桉树脑（cineole）、柠檬烯等。

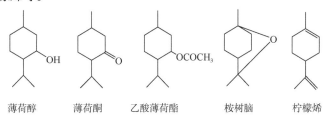

薄荷醇　　薄荷酮　　乙酸薄荷酯　　桉树脑　　柠檬烯

2. 实验原理 薄荷中的挥发油具有挥发性，具有能随水蒸气一同蒸出的性质，故采用水蒸气蒸馏法提取挥发油；低温下薄荷油的主要成分薄荷醇（占 75%~80%）可析出结晶，因此薄荷醇的分离多采用冷冻结晶法。

薄荷中的挥发油为混合物，组成成分复杂，可能含烷、烯、醇、醚、醛、酮、酸等。由于各类化合物都具有特殊的官能团，因此可用一些检出试剂在薄层板上进行点滴反应加以检识，从而了解该挥发油的成分类型。

薄荷中的挥发油所含的各类成分的极性大小不同，不含氧的挥发油极性小，含氧的挥发油极性较大，要使挥发油各组分在同一块薄层板上较好地分离，可采用单向两次展开法。

（三）实验方法

1. 实验流程图 薄荷挥发油主要成分的提取、分离流程图（冷冻析脑法）见图 2-4。
2. 仪器及试剂
（1）仪器：挥发油提取器，展开槽，硅胶 G 薄层板，喷瓶，滤纸，冰箱，常压蒸馏装置，毛细管等。
（2）试剂：薄荷，三氯化铁试液，溴酚蓝试液，氨性硝酸银，2,4-二硝基苯肼，氨基脲，香草醛-浓硫酸试剂，石油醚，乙酸乙酯，无水乙醇，蒸馏水，无水硫酸钠，常用试剂等。
3. 实验操作
（1）水蒸气蒸馏法提取：称取粉碎好的薄荷 200g 置于挥发油提取器中，加蒸馏水 1000ml，按照挥发油测定法（《中国药典》2020 年版四部通则 2204）提取挥发油，提取 6 小时后，收集薄荷油，将收集到的挥发油用无水硫酸钠脱水，滤纸过滤。

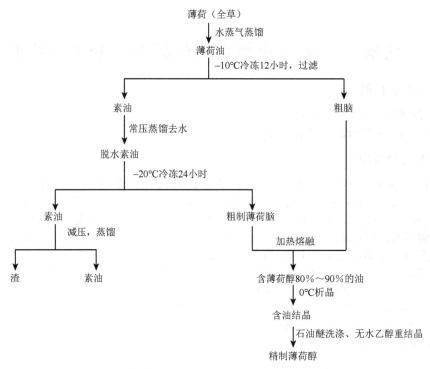

图 2-4　薄荷中挥发油主要成分的提取、分离流程

（2）薄荷醇的分离

1）将提取得到的薄荷油置冰箱中（–10℃）放置 12 小时即可析脑，过滤，得结晶状物（粗脑）。

2）将析脑后的素油常压蒸馏脱水后置冰箱中（–20℃）放置 24 小时后析脑。

3）加热熔融上述两次得到的粗脑，再次放置冰箱中（0℃），冷冻析晶，用石油醚洗涤后，再用无水乙醇重结晶即得精制薄荷醇。

（3）挥发油的检识

1）油斑试验：将薄荷油 1 滴，滴于滤纸上，常温放置数分钟（或加热烘烤），观察油斑是否消失。

2）薄层板点滴反应（官能团鉴定）：取硅胶 G 薄层板 1 块（8cm×12cm），用铅笔在薄层板上画出格子。将薄荷油用 5～10 倍量无水乙醇稀释后，用毛细管分别滴加于每排小方格内，再将各种试剂分别滴于各挥发油样品斑点上，观察颜色变化，并推测该挥发油可能含有哪类成分。常用试剂：①三氯化铁试液；②溴酚蓝试液；③氨性硝酸银；④氨基脲；⑤2,4-二硝基苯肼；⑥香草醛-浓硫酸。

3）单向二次展开薄层色谱法：取硅胶 G 薄层板 1 块（6cm×14cm），在距底边 1.5cm 及 8cm 处分别用铅笔画出起始线和中线。薄荷油点样后，先在石油醚-乙酸乙酯（85∶15）展开剂中展开，至薄板中线时取出，挥去展开剂后再放入石油醚中展开，至接近薄板顶端时取出，挥去展开剂，用香草醛-浓硫酸试剂显色，仔细观察斑点的位置、数量，推测样品中可能含有化学成分的数目和类型。

（四）注意事项

（1）提取完毕，需待油水完全分层后，方可将油放出，注意尽量避免带出水分。

（2）进行单向二次展开时，一般先用极性较大的展开剂展开，再用极性较小的展开剂展开，这样分离效果更好。第一次展开，应将展开剂挥干后，再进行第二次展开，否则，将影响第二次展开剂的极性，从而达不到第二次展开时只使极性小的化合物展开的目的。

（3）挥发油易挥发逸失，在进行点滴反应时，操作应及时。

（五）结果与讨论

1. 根据薄层板点滴反应，推测薄荷油中化合物可能含有的官能团。

2. 记录单向二次展开薄层色谱结果。

（六）思考题

1. 提取挥发油常用方法有哪几种？哪种方法较好？为什么？

2. 单向二次展开薄层色谱法有什么优点？

实验九　女贞子中齐墩果酸的提取、分离与鉴定

（一）实验目的

1. 掌握女贞子中齐墩果酸的提取分离原理和操作方法。

2. 掌握三萜类化合物的结构和基本鉴别方法。

3. 掌握碱溶盐析法提取萜类化合物的操作方法。

（二）实验原理

1. 概述　女贞子，别名冬青子，为木犀科植物女贞 *Ligustrum lucidum* Ait. 的果实，女贞广泛分布于华东、华南、西南及华中各地，华北、西北地区也有载培，主产浙江、江苏、湖南、福建、广西、江西及四川等地。本品性偏凉，味甘、苦，归肝、肾二经，有滋阴益寿、补益肝肾、清热明目、乌须黑发等功效。药理研究表明其促进免疫的主要有效成分为齐墩果酸、熊果酸及乙酰齐墩果酸。齐墩果酸（oleanolic acid）首先由木犀科植物油橄榄（olea europaea，习称齐墩果）的叶中分得。该化合物广泛分布于植物界。齐墩果酸经动物试验有降氨基转移酶作用，对四氯化碳引起的大鼠急性肝损伤有明显的保护作用，能促进肝细胞再生，防止肝硬化，已用作治疗急性黄疸型肝炎和迁延型慢性肝炎的有效药物。齐墩果酸以游离态和结合成苷的形式同存于女贞子中，经检测发现其齐墩果酸含量以幼果期（8 月）最高，可达 8.04%，随着发育成熟下降到 2.5% 左右。其在果实中的含量分布为外中果皮＞全果实＞内果皮＞种仁。

（1）主要化学成分的结构：女贞子果实含齐墩果酸、甘露醇、葡萄糖、棕榈酸、硬脂酸、油酸及亚麻酸。果皮含熊果酸、齐墩果酸、乙酰齐墩果酸。种子含脂肪油 14.9%，油中含棕榈酸与硬脂酸 19.5%，含油酸及亚麻酸等 80.5%。

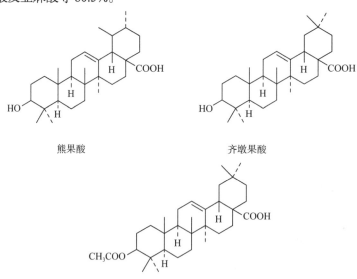

熊果酸　　　　　　　　　　齐墩果酸

乙酰齐墩果酸

（2）主要化学成分的理化性质

1）熊果酸（ursolic acid）：异名乌苏酸、乌索酸。分子式为 $C_{30}H_{48}O_3$，分子量为 456.68。白色针状细结晶（乙醇），mp 为 285～288℃。易溶于吡啶，溶于甲醇、乙醇，微溶于苯、三氯甲烷，不溶于水和石油醚。

2）齐墩果酸（oleanolic acid）：异名土当归酸。分子式为 $C_{30}H_{48}O_3$，分子量为 456.71。白色针状结晶（乙醇），mp 为 308～310℃。溶于甲醇、乙醇、乙醚、丙酮和三氯甲烷，不溶于水。

3）乙酰齐墩果酸：分子式为 $C_{32}H_{50}O_4$，分子量为 498.74。白色簇晶。mp 为 265～268℃。溶

于三氯甲烷、乙醚、无水乙醇，不溶于水。

2. 实验原理 齐墩果酸属于三萜酸类，利用其可溶于乙醇的性质，用乙醇回流提取；根据女贞子中齐墩果酸以游离型和结合成苷的形式共存于果实中，采用碱溶解，制备成钠盐形式，加入盐酸沉淀的方法提取齐墩果酸（碱溶盐析法）。

三萜类化合物在无水条件下，与强酸（硫酸、磷酸、高氯酸）、中等强酸（三氯乙酸）或路易斯酸（氯化锌、三氯化铝、三氯化锑）作用，会产生颜色变化或荧光，可作为鉴别应用。

（三）实验方法

1. 实验流程图 齐墩果酸的提取、分离流程（碱溶盐析法）见图2-5。

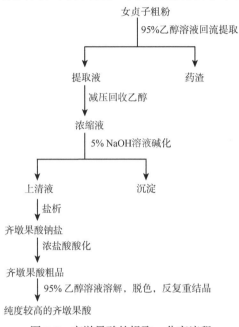

图 2-5 齐墩果酸的提取、分离流程

2. 仪器及试剂

（1）仪器：旋转蒸发仪，循环水式真空泵，电热恒温水浴锅，圆底烧瓶（500ml），三用紫外仪，电热恒温干燥箱，纱布，棉花，抽滤瓶，布氏漏斗，硅胶 G 薄层板等。

（2）试剂：女贞子粗粉，甲醇，95%乙醇溶液，三氯甲烷，5% NaOH 溶液，浓盐酸，pH 试纸，乙酸酐，浓硫酸，三氯乙酸，五氯化锑，乙酰氯，冰醋酸，食盐、蒸馏水，活性炭，甲酸，10%硫酸乙醇溶液等。

3. 实验操作

（1）提取：女贞子粗粉 50g，加入 95%乙醇溶液回流提取 3 次，每次加入 95%乙醇溶液约 300ml，时间分别为 1 小时、0.5 小时、0.5 小时，合并提取液并用纱布过滤，减压回收至约 50ml 浓缩液。

（2）碱溶盐析：50ml 浓缩液加入新配制的 5% NaOH 溶液 400ml 煮沸 15 分钟，趁热用棉花过滤。再加入食盐 200g（视沉淀析出情况，可酌情增减），冷却至室温，静置，此时已溶于水的齐墩果酸钠盐又重新析出沉淀，抽滤后再将齐墩果酸钠盐溶于适量水，用浓盐酸酸化至 pH 1，静置，冷却，析出浅黄色结晶，抽滤，用蒸馏水洗至中性，干燥即得齐墩果酸粗品。

（3）纯化：将制得的齐墩果酸粗品与适量 95%乙醇溶液加热至溶解（色深可加入 1%～2%活性炭脱色），趁热过滤，滤液静置，析出白色结晶，反复重结晶操作可得纯度较高的齐墩果酸。

（4）齐墩果酸的检识

1）乙酸酐-浓硫酸反应（Liebermann-Burchard 反应）：将样品溶于乙酸酐中，加浓硫酸-乙酸酐

（1：20）数滴，可产生红→紫→蓝等颜色变化，最后褪色。

2）五氯化锑反应（Kahlenberg 反应）：将样品的三氯甲烷或醇溶液点于滤纸上，喷 20%五氯化锑（五氯化锑腐蚀性很强，宜少量配制，用后倒掉）的三氯甲烷溶液，干燥后 60～70℃加热，在自然光下显蓝色、灰蓝色、灰紫色等多种颜色。在紫外灯光下显蓝紫色荧光。

3）三氯乙酸反应（Rosen-Heimer 反应）：将样品溶液滴在滤纸上，喷 25%三氯乙酸的乙醇溶液，加热至 100℃，斑点由红色逐渐变为紫色。

4）三氯甲烷-浓硫酸反应（Salkowski 反应）：将样品溶于三氯甲烷，加入浓硫酸后，在三氯甲烷层呈现红色或蓝色，浓硫酸层有绿色荧光出现。

5）冰醋酸-乙酰氯反应（Tschugaeff 反应）：将样品溶于冰醋酸中，加乙酰氯数滴及氯化锌结晶数粒，稍加热，则呈现淡红色或紫红色。

6）齐墩果酸的薄层鉴别：

薄层板：硅胶 G 薄层板。

样品：女贞子三氯甲烷提取液、自制齐墩果酸乙醇溶液。

对照品：齐墩果酸对照品乙醇溶液（1mg/ml）。

展开剂：三氯甲烷-甲醇-甲酸（40：1：1）。

显色剂：10%硫酸乙醇溶液。喷上之后，在 110℃加热至斑点显色清晰；在与对照品相应的位置上，显现相同的颜色斑点。

（四）注意事项

（1）齐墩果酸钠盐酸化析晶后，应充分洗涤至中性，以免烘干时碳化。

（2）女贞子中齐墩果酸的含量因采收季节、产地不同有较大差异，可根据原料含量酌增取材量。

（五）结果与讨论

1. 记录齐墩果酸提取分离和纯化的过程。

2. 详细记录检识反应结果。

3. 绘制薄层色谱图，并计算 R_f 值。

（六）思考题

1. 三萜类化合物常用的显色反应有哪些？

2. 试设计一种从女贞子中提取齐墩果酸的工艺流程，并说明提取分离原理。

实验十　甘草中甘草酸的提取、分离及甘草次酸的制备

甘草为豆科多年生植物甘草 *Glycyrrhiza uralensis* Fisch.、胀果甘草 *Glycyrrhiza inflata* Bat. 或光果甘草 *Glycyrrhiza glabra* L. 的根及根茎，主产于我国内蒙古、山西、甘肃、宁夏、新疆等地，是一种常用且重要的中药，有"国老"之称。甘草具有补脾益气、清热解毒、祛痰止咳、缓急止痛、调和诸药的功效。现代研究表明其还有抗炎、抗病毒、抗肿瘤、抗胃溃疡、抗氧化、保肝、增强免疫、降脂及抗动脉粥样硬化等药理活性。

甘草化学成分复杂，主要含有黄酮、三萜及多糖等化合物。其中，三萜类化合物以甘草酸和甘草次酸为主，甘草黄酮与其他酚类化合物以甘草素、光甘草定、甘草查耳酮等为主。甘草酸作为其中主要有效成分，随产地和甘草品种的不同含量亦不同，一般为 4%～14%，因具有甜味，又称甘草甜素。有研究表明甘草酸类药物在体内经代谢产生甘草次酸而发挥药理作用，甘草次酸在医药及化工工业均有广泛应用。

（一）实验目的

1. 能够根据目标成分的溶解性和极性，选择合适的提取溶剂及提取分离方法。
2. 学会运用酸水解、萃取、结晶等方法制备三萜皂苷元。
3. 能够阐述三萜皂苷及苷元的性质和检识方法。

（二）实验原理

甘草酸（glycyrrhizic acid）：化学式为 $C_{42}H_{62}O_{16}$，白色结晶性粉末，有特殊甜味，其甜度约为蔗糖的 250 倍，mp 为 212～217℃，易溶于热水和热的稀乙醇、丙酮，难溶于冷水，不溶于无水乙醇、乙醚等。甘草次酸（glycyrrhetinic acid）为甘草酸的苷元，化学式为 $C_{30}H_{46}O_6$，白色结晶性粉末，mp 为 291～294℃。

甘草酸为含有羧基的酸性三萜皂苷，酸性较强，在植物中以钾盐或钙盐形式存在，其盐易溶于水，因此可用极性溶剂提取。提取后滤液再酸化可析出游离甘草酸粗品。由于甘草酸不易精制，可溶于丙酮中，与氢氧化钾反应生成甘草酸三钾盐结晶，再加冰醋酸后，转变为甘草酸单钾盐，具有完好的晶型，易于保存。甘草酸单钾盐再水解即可得到甘草次酸。

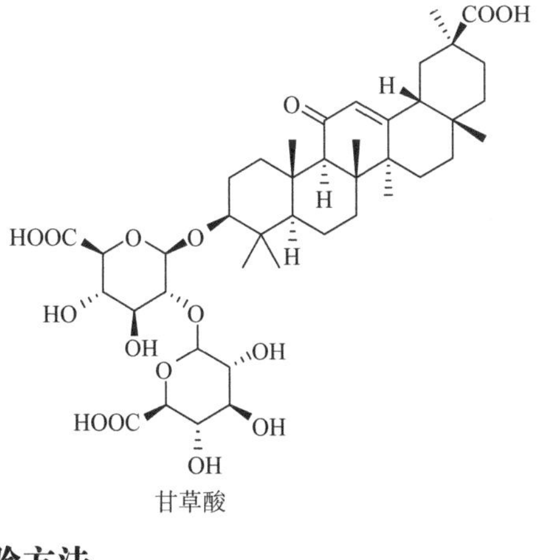

甘草酸 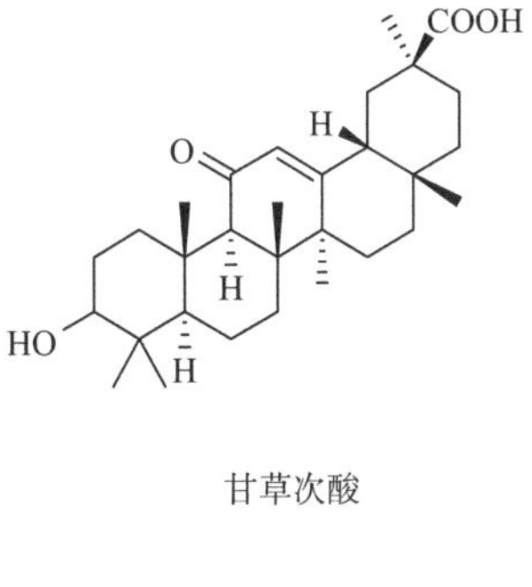　　　　　　　　　　　　甘草次酸

（三）实验方法

1. 实验流程图　见图 2-6。

2. 仪器及试剂

（1）仪器：电子天平，水浴锅，铁架台，圆底烧瓶，球形冷凝管，量筒，胶头滴管，烧杯，循环式水泵，布氏漏斗，抽滤瓶，研钵，试管，硅胶 G 薄层板等。

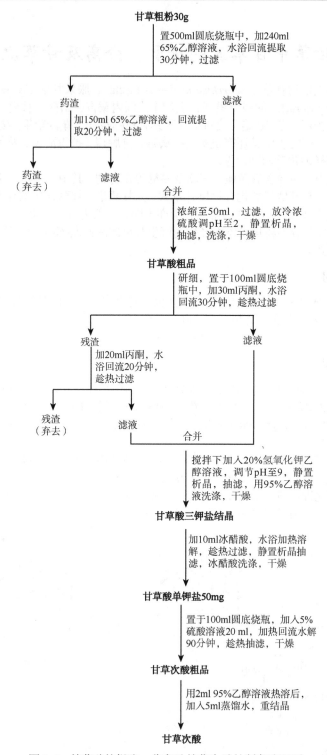

图 2-6　甘草酸的提取、分离及甘草次酸的制备流程图

（2）试剂：甘草粗粉，65%乙醇溶液，浓硫酸，丙酮，冰醋酸，氢氧化钾，乙酸酐，三氯甲烷，95%乙醇溶液，5%硫酸溶液，蒸馏水，正丁醇-乙酸-水（6∶1∶3上层），15%硫酸-乙醇溶液等。

3. 实验操作

（1）甘草酸的提取：准确称取 30g 甘草粗粉置于 500ml 的圆底烧瓶中，加入 240ml 65%乙醇溶液，于水浴上回流提取 30 分钟，过滤，药渣再用 150ml 65%乙醇溶液回流提取 20 分钟，过滤后合并滤液，减压回收乙醇浓缩至 50ml，滤除沉淀物，放冷后加入浓硫酸调节 pH 至 2，搅拌至甘草酸沉淀析出，静置过夜，抽滤，沉淀用水洗涤 3 次，60℃以下干燥，称重，计算甘草酸粗品产率。

（2）甘草酸单钾盐的精制：将甘草酸粗品研成细粉，置于圆底烧瓶中，加入 30ml 丙酮，水浴回流 30 分钟，趁热过滤，残渣再用 20ml 丙酮回流 20 分钟，趁热过滤，合并滤液，放冷后在搅拌下加入 20%氢氧化钾乙醇溶液，调节 pH 至 9，静置至不再析出沉淀为止，抽滤，用 95%乙醇溶液洗涤 2 次，沉淀即为甘草酸三钾盐结晶。将甘草酸三钾盐结晶置于烧杯中，加 10ml 冰醋酸，水浴加热溶解，趁热过滤，静置析晶，抽滤，沉淀用少量冰醋酸洗涤，室温放置干燥，称重，即得甘草酸单钾盐。

（3）甘草酸酸化裂解得到甘草次酸：取甘草酸单钾盐 50mg，置于 100ml 圆底烧瓶，加入 5%硫酸溶液 20ml，加热回流水解 90 分钟，趁热抽滤，干燥，得甘草次酸粗品。粗品用 2ml 95%乙醇溶液热溶后，加入 5ml 蒸馏水，重结晶得到甘草次酸。

（4）性质实验及色谱检查

1）泡沫实验：取甘草酸单钾盐少量，置于试管中，加入蒸馏水 1ml，用力振摇后观察泡沫。

2）乙酸酐-浓硫酸反应（Liebermann-Burchard reaction）：取甘草酸单钾盐少量，溶于 1ml 乙酸酐中，再滴加浓硫酸 1 滴，观察颜色变化。

3）三氯甲烷-浓硫酸反应（Salkowski reaction）：取甘草酸单钾盐少量，溶于 1ml 三氯甲烷中，再沿试管壁滴加浓硫酸 1ml，观察两层溶液颜色变化。

4）薄层色谱检识：于硅胶 G 薄层板上点样，用正丁醇-乙酸-水（6∶1∶3 上层）展开。喷 15%硫酸-乙醇溶液，105℃加热显色。

（四）注意事项

1. 从甘草中提取甘草酸的方法很多，但通常成本高、效率低、工艺步骤烦琐，因此工业化较困难。

2. 甘草酸三钾盐极易吸潮，必须在干燥器中保存。

3. 浓硫酸和冰醋酸不慎沾到皮肤后要立即用水清洗。

实验十一　黄连中盐酸小檗碱的提取、分离和鉴定

（一）实验目的

1. 学习生物碱的初步提取分离方法。
2. 掌握利用化合物及其盐类溶解度的差异分离纯化生物碱的方法。
3. 掌握利用柱色谱分离纯化、薄层色谱鉴定药用植物成分的方法。

（二）实验原理

1. 概述　小檗碱又名黄连素，是最先由毛茛科黄连 *Coptis chinensis* Franch. 和芸香科黄皮树（植物黄皮树的干燥树皮为中药黄柏）*Phellodendron chinense* Schneid. 等植物中提炼出的一种黄色的生物碱。黄连属植物的根茎、须根、叶等都含有小檗碱、黄连碱、药根碱、巴马汀等生物碱。现发现，毛茛科的唐松草属 *Thalictrum*、小檗科的小檗属 *Berberis* 和十大功劳属 *Mahonia*，以及防己科的天仙藤属 *Fibraurea* 等都可作为提取小檗碱的资源植物。

2. 主要化学成分的结构、性质

（1）小檗碱（berberine）：系季铵生物碱，其游离碱为黄色长针状结晶，分子式为 $C_{20}H_{18}O_4N \cdot OH \cdot 5H_2O$，mp 为 145℃，在 100℃干燥，失去结晶水转为棕黄色。小檗碱能缓缓溶于冷水（1:20）、乙醇（1:100），较易溶于热水、热乙醇，微溶于丙酮、三氯甲烷、苯，几乎不溶于石油醚中。小檗碱与三氯甲烷、丙酮、苯均能形成加成物。盐酸小檗碱（berberine hydrochloride）分子式为 $C_{20}H_{18}O_4N \cdot Cl \cdot 2H_2O$，mp 为 205℃（分解），微溶于冷水，较易溶于沸水，其硝酸盐及氢碘酸盐极难溶于水（冷水约 1:2000），小檗碱的中性硫酸盐、磷酸盐、乙酸盐在水中溶解度较大。小檗碱的盐类在水中的溶解度如下：盐酸小檗碱为 1:500，硫酸小檗碱为 1:30（酸性盐 1:100），枸橼酸小檗碱为 1:125，磷酸小檗碱为 1:15。

（2）巴马汀（palmatine，掌叶防己碱）：本品系季铵生物碱，溶于水、乙醇，几乎不溶于三氯甲烷、乙醚、苯等溶剂，掌叶防己碱盐酸盐即氯化巴马汀（palmatine chloride），分子式为 $C_{21}H_{22}O_4N \cdot Cl \cdot 3H_2O$，为黄色针状结晶，mp 为 205℃（分解），其理化性质与盐酸小檗碱类似。巴马汀氢碘酸盐（palmatine iodide）分子式为 $C_{21}H_{22}O_4N \cdot I \cdot 2H_2O$，为橙黄色针状结晶，mp 为 241℃（分解）。

（3）药根碱（jatrorrhizine）：本品系具酚羟基季铵盐，其理化性质与巴马汀类似，但较易溶于苛性碱液中，其盐酸盐在水中的溶解度亦比盐酸巴马汀大，可借此性质予以分离。药根碱盐酸盐（jatrorrhizine hydrochloride）分子式为 $C_{20}H_{20}O_4N \cdot Cl \cdot H_2O$，为铜色针状结晶，mp 为 204~206℃，其苦味酸盐（jatrorrhizine picrate）$C_{20}H_{20}O_4N \cdot C_6H_2O_7N_2$ 为橙黄色柱状结晶，mp 为 217~220℃（分解）。

小檗碱

巴马汀

药根碱

3. 实验原理　小檗碱为季铵生物碱，溶于水和极性大的有机溶剂（如甲醇、乙醇等），所以可用甲醇、乙醇或水进行提取。然后通过盐析，降低其在甲醇、乙醇或水中的溶解度而沉淀，与其他杂质分离。

（三）实验方法

1. 实验流程图　见图2-7。

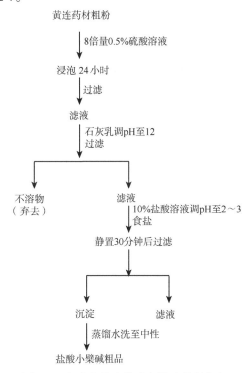

图 2-7　实验流程（盐酸小檗碱的制备）

2. 仪器及试剂

（1）仪器：500ml 烧杯 2 个，500ml 渗滤筒 1 个，研钵 1 个，500ml 抽滤瓶 1 个，布氏漏斗 1 个，搪瓷盘 1 个，滤纸，脱脂棉，pH 试纸等。

（2）试剂：盐酸小檗碱标准品，黄连药材粗粉，10%盐酸溶液，食盐，石灰乳，0.5%硫酸溶液，三氯甲烷，蒸馏水，甲醇，浓盐酸等。

3. 实验操作

（1）小檗碱粗品的制备：取黄连药材粗粉 50g 置于 500ml 烧杯中，加入 8 倍量 0.5%硫酸溶液使之浸没药面，浸泡 24 小时。用脱脂棉过滤，滤液加石灰乳中和多余硫酸，调 pH 至 12，静置 30 分钟。滤除沉淀，滤液用 10%盐酸溶液调 pH 至 2～3，向滤液中加 10%（W/V）量的食盐。搅拌使完全溶解后，继续搅拌至溶液出现浑浊现象为止，静置 30 分钟，滤出沉淀。用少量蒸馏水洗涤至中性，抽干，即为盐酸小檗碱粗品。

（2）盐酸小檗碱精制：所得小檗碱粗品还需精制。取所得粗品（未干燥）放入 20 倍量沸水中，搅拌溶解后，继续加热数分钟，趁热过滤。滤液滴加 1 滴浓盐酸，静置过夜。滤取结晶，用蒸馏水洗数次，抽干，即为精制盐酸小檗碱。

4. 盐酸小檗碱的鉴定

（1）纯度检查

薄层色谱法鉴别：硅胶薄层色谱法。

展开剂条件：三氯甲烷-甲醇（9：1）。

（2）测定产品的质谱、磁共振谱。

（四）注意事项

1. 浓硫酸腐蚀性较强，注意不要沾染到皮肤上。
2. 薄层板展开前的预饱和，可以改善展开效果。

（五）思考题

1. 如何检查滤液中是否含有生物碱?
2. 为什么盐酸小檗碱在水中的溶解度比游离碱小?
3. 简述生物碱提取分离和鉴定的程序，并分析所测盐酸小檗碱的各种波谱数据。

实验十二　苦参中苦参碱与氧化苦参碱的提取分离与鉴定

中药苦参为豆科槐属植物苦参 *Sophora flavescens* Ait. 的干燥根，味苦，性寒，具有清热燥湿、杀虫等作用。苦参中主要含有生物碱和黄酮类化合物，苦参碱、氧化苦参碱为其主要的活性生物碱成分。研究表明，苦参具有抗癌、抗菌、平喘、利尿、杀虫等药理作用。

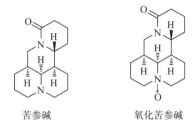

苦参碱　　　　　　氧化苦参碱

苦参碱（matrine）：白色针状结晶，mp 为 76℃，溶于乙醇、三氯甲烷、乙醚、苯等溶剂，难溶于石油醚。

氧化苦参碱（oxymatrine）：苦参碱的 *N*-氧化物，白色方晶，易溶于水、乙醇、丙酮、三氯甲烷，难溶于乙醚、苯。

（一）实验目的

1. 掌握渗滤法的操作及影响因素。
2. 掌握连续回流提取法的原理、特点及仪器的使用方法。
3. 掌握制备薄层色谱法分离化合物的基本操作。
4. 了解离子交换树脂的结构、性质及使用方法。
5. 学习苦参碱和氧化苦参碱的鉴定方法。

（二）实验原理

苦参中生物碱能与盐酸作用成盐，而溶于稀酸水，将苦参生物碱盐的水溶液通过阳离子交换树脂进行交换，然后阳离子交换树脂用浓氨水碱化，用乙醇回流提取出总生物碱，再用三氯甲烷萃取得到生物碱粗品。通过制备薄层色谱法分离得到苦参碱和氧化苦参碱。

（三）实验方法

1. 仪器及试剂

（1）仪器：渗滤筒，层析柱（ϕ2cm×100cm），分液漏斗，旋转蒸发仪，圆底烧瓶，索氏提取器，水浴锅，玻璃板（20cm×20cm），载破片，层析缸，喷雾瓶，减压浓缩装置，紫外灯，结晶铲，铅笔，研钵等。

（2）试剂：阳离子交换树脂（聚苯乙烯磺酸钠型树脂，交联度 1%～7%），2mol/L 盐酸溶液，95%乙醇溶液，三氯甲烷，甲醇，丙酮，薄层层析硅胶 GF$_{254}$，I$_2$-KI 试剂，硝酸银溶液，蒸馏水，苦参粗粉，0.5%盐酸溶液，无水硫酸钠，0.5% CMC-Na 溶液，4% NaOH 溶液，浓氨水，对照品等。

2. 实验操作

（1）离子交换树脂预处理：将 70g 阳离子交换树脂用蒸馏水充分溶胀，然后加 2mol/L 盐酸溶液 300ml 浸泡半小时。将树脂连同酸水装入层析柱，再用蒸馏水洗至无氯离子反应（硝酸银溶液检查）。注意从装柱到洗涤，始终保持液面高于树脂床。

（2）总生物碱的提取与纯化：取苦参粗粉150g，加 0.5%盐酸溶液约400ml，浸泡 20 分钟后装入渗滤筒，加入适量 0.5%盐酸溶液进行渗滤。渗滤液经树脂柱（已预处理），进行离子交换。实验开始时及每过 1 小时分别检查渗滤液和交换液的 pH（pH 检查）和生物碱反应（I$_2$-KI 试剂检查），并讨论其变化的原因。当生物碱提取完全或树脂交换达饱和时终止渗滤。用蒸馏水洗涤树脂至无明显氯离子反应，取出树脂，干燥。

加浓氨水适量，润湿树脂以游离生物碱。将树脂装入索氏提取器，用 300ml 95%乙醇溶液回流提取约 3 小时。减压浓缩提取液，至提取液无醇味（约 6ml）。浓缩液转入分液漏斗，用 70～80ml 三氯甲烷分三次（30ml×1，20ml×2）萃取，合并三氯甲烷层。三氯甲烷萃取液用无水硫酸钠干燥 1～2 小时，过滤，回收三氯甲烷至干。残留物用约 1ml 丙酮析晶，即析出黄白色固体，静置，小心吸出液体，用少量丙酮洗涤沉淀，得生物碱粗品。

（3）苦参碱和氧化苦参碱的分离

1）薄层板的制备：20g 薄层层析硅胶 GF_{254}，约 60ml 黏合剂（0.5% CMC-Na 溶液：4% NaOH 溶液=9：1，V/V），铺制 1 块玻璃板和 2 块载玻片，平放，晾干。提前铺制，活化备用。

2）苦参碱和氧化苦参碱的分离：采用制备薄层色谱法分离生物碱。用 1～2ml 甲醇溶解生物碱粗品，用线段式或①③②式法点样，使点样带宽 $\Phi \leqslant 0.5cm$，注意重复点样必须在前次干后方可再点。样品带溶剂挥干后，进行展开，展开剂（三氯甲烷：甲醇：氨水为 5：0.6：0.3 取下层液）120ml，2 块制备板共同展开。用苦参碱和氧化苦参碱做对照，I_2-KI 试剂显色部分色带，并结合在紫外灯下观察，用铅笔分别划出苦参碱和氧化苦参碱色带的边缘。用结晶铲刮下所标出色带范围内的硅胶。将刮下的硅胶研细，放入层析柱内，用洗脱剂（三氯甲烷：甲醇为 7：3）约 20ml 进行洗脱，收集溶液，蒸干，即得样品。

（4）苦参碱和氧化苦参碱的鉴定

1）薄层色谱法

样品：苦参碱（自制），氧化苦参碱（自制），生物碱粗品。

对照品：苦参碱，氧化苦参碱。

展开剂：三氯甲烷：甲醇：氨水为 5：0.6：0.3（取下层液）。

显色剂：I_2-KI 试剂。

2）光谱法：测定样品的 UV、IR、^{1}H-NMR、^{13}C-NMR。

（四）注意事项

1. 用氨水溶胀树脂要充分，使生物碱全部游离出来。
2. 用无水硫酸钠干燥要充分，氧化苦参碱易溶于水，若有水将无法结晶。
3. 制备薄层点样要均匀，点样带离下边缘 2cm，离左右边缘 1cm。
4. 层析板展开时不能触碰层析缸壁，以免产生边缘效应。

（五）思考题

1. 叙述酸水法及离子交换法提取纯化生物碱的原理。
2. 试推测树脂柱流出液的 pH 变化情况。
3. 如何检查：①渗滤液中是否有生物碱；②渗滤液中生物碱是否交换在树脂上；③离子交换树脂是否已饱和。
4. 简述索氏提取器的原理及特点。
5. 制备薄层色谱法的特点是什么？什么情况下适合使用制备薄层色谱法？

实验十三　洋金花中总生物碱的提取、分离

　　洋金花为茄科植物白花曼陀罗 *Datura metel* L. 的花，为重要中药。以洋金花为主药的中药麻醉剂自古以来就在中国应用。洋金花主要化学成分为莨菪烷类生物碱。洋金花味辛，性温，有毒，具有解痉止痛、止咳平喘的功效。其中所含的莨菪碱及其外消旋体阿托品有解痉镇痛、解有机磷中毒和散瞳的作用；东莨菪碱除具有莨菪碱的生理活性外，还有镇静、麻醉的作用。洋金花中东莨菪碱含量较高，故是具麻醉作用的重要中药。从山莨菪和喜马拉雅东莨菪分离出的山莨菪碱和樟柳碱有明显的抗胆碱作用，并有扩张小动脉、改善微循环作用。

　　（1）莨菪烷类生物碱及其化学成分：洋金花、颠茄、莨菪中所含生物碱为莨菪烷衍生物，由莨菪醇类和芳香族有机酸结合生成一元酯类化合物，习惯上称为莨菪烷类生物碱，主要生物碱有莨菪碱（阿托品）、山莨菪碱（anisodamine）、东莨菪碱（scopolamine）、樟柳碱（anisodine）和 *N*-去甲莨菪碱（*N*-demethylhyoscyamine），它们的化学结构如下。

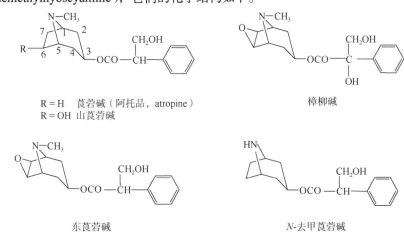

R＝H　莨菪碱（阿托品，atropine）
R＝OH　山莨菪碱　　　　　　　　　　　　　　　　樟柳碱

东莨菪碱　　　　　　　　　　　　　*N*-去甲莨菪碱

　　（2）莨菪烷类生物碱的理化性质

　　1）莨菪碱：细针状结晶（乙醇），mp 为 111℃，其硫酸盐（$B_2 \cdot H_2SO_4 \cdot 2H_2O$）mp 为 206℃；莨菪碱的外消旋体阿托品是长柱状结晶，mp 为 118℃，加热易升华。医用阿托品为硫酸盐（$B_2 \cdot H_2SO_4 \cdot H_2O$），mp 为 195～196℃，可溶于乙醇、三氯甲烷、苯，难溶于水、乙醚。

　　2）东莨菪碱：为黏稠状液体，一水化物为结晶体，mp 为 59℃，可溶于水，易溶于热水、乙醇、乙醚、三氯甲烷和丙酮，难溶于四氯化碳、苯、石油醚。

　　3）山莨菪碱：无色针状结晶，自苯中结晶含一分子苯，mp 为 62～64℃，易溶于水。

　　4）樟柳碱：物理性状与东莨菪碱相似，但其氢溴酸盐为白色针状结晶，mp 为 162～165℃，易溶于水，能溶于甲醇、乙醇、丙酮，不溶于三氯甲烷、乙醚、苯。

（一）实验目的

1. 掌握酸溶碱沉法纯化总生物碱的原理和方法。
2. 掌握生物碱沉淀反应在生物碱检识中的应用。

（二）实验原理

　　洋金花中主要含有莨菪烷类生物碱，用盐酸溶液浸泡过夜，生物碱成盐溶于水中，再用氨水碱化，使生物碱游离，然后用三氯甲烷提取总游离生物碱，去掉水溶性杂质。东莨菪碱的碱性（pKa 为 7.50）比莨菪碱的碱性（pKa 9.65）弱，所以在 pH 6.5 时东莨菪碱游离，而莨菪碱仍是盐，留在水溶液中，可利用该性质用溶剂萃取方法进行分离。

（三）实验方法

1. 实验流程图 洋金花总生物碱的提取、分离流程见图2-8。

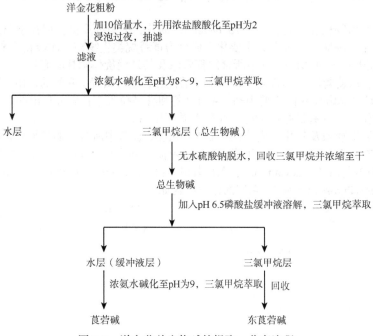

图2-8 洋金花总生物碱的提取、分离流程

2. 仪器及试剂

（1）仪器：展开槽，硅胶G薄层板，分液漏斗，烧杯，喷瓶等。

（2）试剂：洋金花，浓硫酸，浓盐酸，浓氨水，三氯甲烷，碳酸氢钠，碘化铋钾试剂，碘化汞钾试剂，硅钨酸试剂，碘，碘化钾，苦味酸，雷氏铵盐，水，无水硫酸钠，pH 6.5磷酸盐缓冲液，对照品，乙酸乙酯，甲醇等。

3. 操作步骤

（1）总生物碱的提取：取洋金花50g，粉碎，置于1000ml烧杯，加入水约500ml，用浓盐酸调pH至2，浸泡过夜，抽滤，得红棕色滤液，滤液用浓氨水调pH至8～9，再用三氯甲烷萃取，萃取液用无水硫酸钠脱水，减压回收三氯甲烷至干，得总生物碱。

（2）莨菪碱和东莨菪碱的分离：总生物碱加入适量pH 6.5磷酸盐缓冲液溶解，再加入用缓冲液饱和过的三氯甲烷萃取，由于东莨菪碱碱性较弱，先游离析出而溶于三氯甲烷，莨菪碱仍为盐类留在缓冲液中，减压回收三氯甲烷得东莨菪碱；水液用浓氨水碱化至pH为9，再用三氯甲烷萃取，减压回收三氯甲烷，即得莨菪碱。

（3）生物碱的检识

1）碘化铋钾（Dragendorff）试剂：其组成为 $KBiI_4$，与生物碱反应生成橘红色至黄色沉淀（$BHBiI_4$）。

2）碘化汞钾（Mayer）试剂：其组成为 K_2HgI_4；与生物碱反应生成类白色沉淀[$BH \cdot HgI_2$ 或（$BH)_2HgI_4$]。

3）硅钨酸（Bertrand）试剂：其组成为 $SiO_2 \cdot 12WO_3 \cdot nH_2O$，与生物碱反应生成类白色或淡黄色沉淀。

4）碘-碘化钾（Wagner）试剂：其组成为 $KI\text{-}I_2$，与生物碱反应生成红棕色无定形沉淀。

5）苦味酸（Hager）试剂：苦味酸即2, 4, 6-三硝基苯酚，与生物碱反应生成黄色沉淀，为苦味酸的生物碱盐。

6）雷氏铵盐试剂：雷氏铵盐即硫氰酸铬铵，其组成为 $NH_4\{Cr[(NH_3)_2\ SCN]_4\}$，其与季铵型生物碱反应生成红色沉淀或结晶。

7）莨菪碱、东莨菪碱的薄层鉴别

薄层板：硅胶 G 薄层板。

供试品：分离得到的莨菪碱、东莨菪碱。

对照品：莨菪碱、东莨菪碱甲醇溶液。

展开剂：以乙酸乙酯-甲醇-浓氨水试液（17：2：1）。

显色剂：喷以稀碘化铋钾试剂，供试品色谱中，在与对照品色谱相应的位置上，显现相同的颜色斑点。

（四）注意事项

1. 碱化操作过程中 pH 不宜过高，以防止含有酯键的生物碱水解。

2. 萃取操作过程中，振摇时注意防止乳化，一旦发生乳化，可于水浴上微温破乳。

3. 莨菪碱在光、热或碱的作用下易消旋成为阿托品，如与酸水或碱水共热时，极易水解。东莨菪碱也易被碱水水解，因此提取时切不可在碱水中停留时间过长，更不能在碱水中加热。

（五）结果与讨论

1. 记录洋金花总生物碱的提取、分离的过程。

2. 详细记录生物碱的检识反应（沉淀反应）结果。

3. 绘制薄层色谱图，并计算 R_f 值。

（六）思考题

1. 莨菪碱与东莨菪碱哪个碱性更强？试从理论上进行解释，并提出实验依据。

2. 做生物碱沉淀反应时，应注意哪些事项？在下结论时注意那些问题？

第三章　综合性及设计性实验

实验一　连翘苷的提取、分离与鉴定

连翘为木犀科植物连翘 *Forsythia suspensa*（Thunb.）Vahl. 的干燥成熟果实，产于我国东北、华北、长江流域至云南，野生、栽培均有。连翘根及连翘叶亦供药用。连翘中主要含有木脂素类化合物、三萜类化合物等，成分比较复杂。木脂素成分主要有连翘苷（phillyrin）、连翘苷元（phillygenin）、右旋松脂醇葡萄糖苷（pinoresinol-O-*β-D*-glucoside）、罗汉松脂素（matairesinol）、罗汉松苷（matairesinoside）、牛蒡子苷元（arctigenin）、牛蒡子苷（arctiin）、松脂素单甲基醚（pinoresinol monomethyl ether）、松脂素单甲基-*β-D*-葡萄糖苷（pinoresinol monomethyl ether-*β-D*-glucoside）等。连翘苷（phillyrin）：分子式 $C_{27}H_{34}O_{11}$，分子量 534.55。α 型，针状结晶（稀乙醇），mp 为 154～155℃，$[\alpha]_D^{20}$=+48.4°（乙醇）。β 型，针状结晶，mp 为 184～185℃，$[\alpha]_D^{20}$=+48.5°（乙醇）。

连翘苷

（一）实验目的

1. 学习并掌握用吸附法提取分离木脂素类化合物。
2. 熟悉木脂素类化合物的色谱鉴定方法。
3. 要求设计出一套得到化合物纯品并鉴定的方案。

（二）实验原理

利用苷极性较大的特点，用极性溶剂进行提取。

（三）实验方法

1. 仪器及试剂

（1）仪器：超声波清洗器、过滤装置、水浴装置、试管、硅胶 G 薄层板、日光及紫外光灯（365nm）等。

（2）试剂：柴胡药材、95%乙醇溶液、蒸馏水、乙酸乙酯、乙酸酐、浓硫酸、5% α-萘酚乙醇溶液、二甲氨基苯甲醛的 40%硫酸溶液等。

2. 实验操作

（1）提取：取柴胡药材 30g，加入 95%乙醇溶液 200ml，超声 30min，过滤，滤液备用。取滤渣再加入 95%乙醇溶液 150ml，超声 15min，过滤，合并两次滤液。将合并的滤液回收乙醇，得浸膏。浸膏用 20ml 蒸馏水溶解后，用 25ml 乙酸乙酯洗涤 2 次，水层放水浴蒸干，得柴胡总皂苷样品。

（2）鉴定

1）泡沫实验：取柴胡总皂苷样品适量，加蒸馏水 5ml 溶解，强烈振摇，产生持久性泡沫。

2）乙酸酐-浓硫酸反应（Liebermann-Burchard 反应）：取柴胡总皂苷样品适量，加乙酸酐 1ml 溶解，加浓硫酸-乙酸酐（1∶20）数滴产生黄、红、紫、蓝颜色变化，最后褪色。

3）α-萘酚反应（Molish 反应）：取柴胡总皂苷样品适量，加乙醇 1ml 溶解，加 5% α-萘酚乙醇溶液 1～3 滴，摇匀后沿试管壁缓缓加入浓硫酸，在两液面间产生紫色环。

4）薄层层析：照薄层色谱法实验，吸取上述各种溶液各 5μl，分别于同一以羧甲基纤维钠为黏合剂的硅胶 G 薄层板上，以乙酸乙酯-乙醇-蒸馏水（8：2：1）为展开剂展开，取出，晾干，喷以 2%对二甲氨基苯甲醛的 40%硫酸溶液，在 60℃加热至斑点显色清晰，或置日光及紫外光灯（365nm）下检识。

（四）思考题

1. 在提取连翘苷时可以加入什么试剂以提高提取效率，为什么？
2. 木脂素类化合物具有哪些理化性质？

实验二　黄芩中黄芩苷的提取、分离与鉴定

中药黄芩为唇形科植物黄芩 *Scutellaria baicalensis* Georgi 的干燥根，味苦，性寒，具有清热燥湿、泻火解毒、止血、安胎之功效。黄芩主治温热病、上呼吸道感染、肺热咳嗽、湿热黄疸、肺炎、痢疾、咯血、目赤、胎动不安、高血压、痈肿疖疮等症，临床应用于呼吸道感染、急性扁桃体炎、急性咽炎、肺炎及痢疾等病。

黄芩苷是黄芩的主要有效成分，具有抑菌、清热、降压、解毒、镇静、抗炎等作用，近年研究发现，黄芩苷可抑制人类免疫缺陷病毒（HIV）感染和复制。黄芩药材及大部分含黄芩的复方制剂，均采用黄芩苷作为质量控制标准。

黄芩苷　　　　　　　　黄芩素

黄芩苷（baicalin）：黄色针晶，mp 为 223～225℃。易溶于 N，N-二甲基甲酰胺、吡啶，可溶于热乙醇，难溶于甲醇、乙醇、丙酮，几乎不溶于水、乙醚、苯、三氯甲烷等。酸性条件下较稳定，在 2%硫酸溶液中不会发生水解；但增大硫酸浓度，升高反应温度，则会发生水解，生成苷元——黄芩素。黄芩素具有邻三酚羟基结构，性质不稳定，在空气中易氧化成醌式结构显绿色。所以黄芩药材在储藏、加工炮制及提取过程中应注意防止黄芩苷的酶解、氧化，以减少有效成分的破坏。

（一）实验目的

1. 掌握酸性黄酮苷的提取方法。
2. 熟悉用大孔吸附树脂色谱法分离黄酮苷类成分。
3. 学习黄酮苷类化合物鉴定的一般程序和方法。

（二）实验原理

黄芩苷分子中含有羧基、多个酚羟基，显一定酸性，在植物中常以盐的形式存在，故可用沸水提取，再将提取液调成酸性，使黄芩苷在酸性溶液中析出，利用此性质，从黄芩中提取粗品黄芩苷。黄芩苷和黄芩素在95%乙醇溶液中溶解度不同，可据此分离二者。

大孔吸附树脂为吸附性和分子筛原理相结合的分离材料，广泛应用于天然化合物的分离和富集，如分离多糖、黄酮（苷）、三萜等。

（三）实验方法

1. 仪器及试剂

（1）仪器：圆底烧瓶、球形冷凝管、加热套、铁架台、抽滤装置、蒸馏装置、分液漏斗、烧杯、玻棒、量筒、超声波清洗器、水浴装置、D101 大孔吸附树脂等。

（2）试剂：黄芩粗粉、50%乙醇溶液、甲醇、蒸馏水、浓盐酸、2%三氯化铁溶液、乙酸乙酯、甲酸等。

2. 实验操作

（1）黄芩苷的提取：称取 100g 黄芩粗粉，加 8 倍量蒸馏水，加热煮沸 1 小时，过滤。药渣再分别用 6 倍量及 4 倍量的蒸馏水同法煮沸 1 小时。合并滤液，并浓缩至适量，加浓盐酸调 pH 至 1～2，80℃水浴保温 30 分钟，放冷析晶，抽滤，洗涤，自然干燥得黄芩苷粗品。

（2）黄芩苷的纯化

方法一：黄芩苷粗品用适量甲醇连续回流提取，至提取筒活塞滴出的提取液颜色极淡时为止，倾出提取液和结晶，过滤收集结晶。浓缩滤液，静置，再次收集结晶，合并结晶，得黄芩苷。所得产品可用甲醇进行重结晶，进一步精制。计算得率。

方法二：用 D101 大孔吸附树脂分离。洗脱剂：先用 4 倍体积的蒸馏水冲洗树脂柱，再用 4 倍体积的 50%乙醇溶液洗脱，收集乙醇洗脱液，减压浓缩，干燥，得精制黄芩苷。计算得率。

（3）黄芩苷的鉴定

1）薄层色谱法

样品：自制产品，黄芩苷对照品，黄芩素对照品。

展开剂：乙酸乙酯-甲醇-甲酸（7：2：0.2）。

显色剂：2%三氯化铁乙醇溶液。

2）光谱法：测定样品的 UV、IR、^{1}H-NMR、^{13}C-NMR。

3）定性鉴别：可用盐酸-镁粉反应、锆-枸橼酸反应、三氧化铝反应、三氯化铁反应、Molish 反应等进行定性鉴别，观察颜色变化。

（四）注意事项

1. 黄芩药材加工炮制时须用沸水而不能用冷水。

2. 在用酸、碱进行提取纯化时，应当注意温度和碱度都不宜过高，以免破坏黄酮类化合物的母核。酸化时，酸度也不宜过高，否则酸会与黄酮类化合物生成盐而溶解。

（五）思考题

1. 黄芩苷提取过程中为什么要控制温度和调节 pH？

2. 影响黄芩苷提取率的主要因素有哪些？

实验三　灯盏细辛中灯盏花素的提取与分离

灯盏细辛因花似灯盏，根似细辛而得名，又名灯盏花，为菊科植物短葶飞蓬 *Erigeron breviscapus*（Vant.）Hand. -Mazz. 的干燥全草。灯盏细辛最早记载于《滇南本草》，多用于跌打损伤，具有祛风散寒，活血通络止痛之功效。其主产于云南（产量占全国总产量的 95%），多数地区均有分布，但主要分布在滇西和滇南，是云南省常用中草药。灯盏细辛的主要药用活性成分为黄酮类化合物，包括灯盏甲素、灯盏乙素等，具有多种药理活性。灯盏细辛制剂可用于治疗高血压、脑出血、脑梗死等脑血管意外所致瘫痪及冠心病、心绞痛等，在临床上对心脑血管疾病具有特殊疗效。

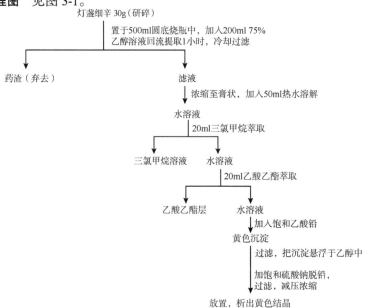

灯盏花甲素　　　　　　　　　　灯盏花乙素

（一）实验目的

1. 掌握从灯盏细辛中提取与分离灯盏花素的原理与方法。
2. 掌握回流提取、蒸馏、萃取的方法。

（二）实验原理

根据相似相容原理，灯盏细辛中的黄酮苷类化合物极性较大，易溶于含水乙醇，采用 75%乙醇溶液提取，再用三氯甲烷和乙酸乙酯萃取达到精制纯化的目的。再利用乙酸铅与具有邻二酚羟基或兼有 3-OH，4-酮基或 5-OH，4-酮基结构的化合物生成沉淀而分离。

（三）实验方法

1. 实验流程图　见图 3-1。

灯盏细辛 30g（研碎）

置于 500ml 圆底烧瓶中，加入 200ml 75%
乙醇溶液回流提取 1 小时，冷却过滤

药渣（弃去）　　　　滤液

浓缩至膏状，加入 50ml 热水溶解

水溶液

20ml 三氯甲烷萃取

三氯甲烷溶液　　水溶液

20ml 乙酸乙酯萃取

乙酸乙酯层　　水溶液

加入饱和乙酸铅

黄色沉淀

过滤，把沉淀悬浮于乙醇中

加饱和硫酸钠脱铅，
过滤，减压浓缩

放置，析出黄色结晶

图 3-1　灯盏花素的提取、分离流程

2. 仪器及试剂

（1）仪器：酒精灯、圆底烧瓶、直形冷凝管、牛角管、接液瓶、转接头、温度计、电炉、铁架台、抽滤装置、分液漏斗、烧杯、玻璃棒、量筒等。

（2）试剂：灯盏细辛、75%乙醇溶液、三氯甲烷、乙酸乙酯、乙酸铅、硫酸钠等。

3. 实验操作 称取灯盏细辛 30g，研碎，置于 500ml 圆底烧瓶中，加入 200ml 75%乙醇溶液回流提取 1 小时，冷却过滤，把滤液浓缩至膏状，加入 50ml 热水溶解，依次用三氯甲烷（20ml）和乙酸乙酯（20ml）萃取，水层加入饱和乙酸铅，产生黄色沉淀，过滤，把沉淀悬浮于乙醇中，加饱和硫酸钠，脱铅，过滤，减压浓缩，放置，析出黄色结晶（图 3-2）。

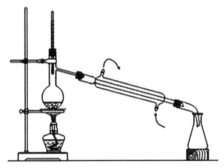

图 3-2 灯盏细辛的提取、分离

（四）注意事项

两相萃取时，不可猛力振摇，只能轻轻旋转摇动，时间可长一些，以免造成严重乳化现象而影响分层，可加入氯化钠盐析，使两层分离。

（五）思考题

1. 灯盏细辛中灯盏花素的提取分离原理是什么？
2. 本实验中要注意的问题有哪些？

实验四 三七中总皂苷的提取、分离与鉴定

三七为五加科植物三七 *Panax notoginseng*（Burk.）F. H. Chen 的干燥根，又名田七，主产于云南、广西；三七是我国特有的生物资源，是云南著名地道药材和最具特色的优势生物资源；三七在我国中医药行业中有重要影响，是仅次于人参的天然药物大品种，是复方丹参滴丸、云南白药、血塞通、片仔癀等中成药大品种中的主要原料。三七具有散瘀止血、消肿定痛、益气活血的功效，有"金不换""南国神草"的美誉。三七的主要化学成分为三萜皂苷，具有多方面的生理活性，广泛应用于预防和治疗心脑血管疾病。在药材的加工过程中，除了以主根入药外，其绒根、剪口、筋条、地上部分均可用于提取三七总皂苷，其各部位总皂苷含量如表 3-1 所示。

表 3-1 三七各部位总皂苷含量

部位	主根	剪口	绒根	筋条	地上部分
含量（%）	4～8	8～14	5～10	5～10	0～2

（一）实验目的

1. 掌握三七总皂苷的提取精制方法。
2. 掌握三七总皂苷的检识鉴定方法。

（二）实验原理

三七总皂苷属于三萜类化合物，属于达玛烷型四环三萜类皂苷。皂苷能够被大孔树脂吸附，而三七中的其他物质对树脂的吸附能力是不一样的。利用这种吸附性能的差异可以纯化三七总皂苷，皂苷可以吸附在树脂上，而无机盐、氨基酸、糖等水溶性物质因吸附力较弱先从柱子上被洗脱，从而制得纯度较高的三七总皂苷。

（三）实验方法

1. 仪器及试剂

（1）仪器：圆底烧瓶、球形冷凝管、加热套式水浴锅加热、铁架台、抽滤装置、蒸馏装置、分液漏斗、减压蒸馏装置、烧杯、玻璃棒、量筒、超声波清洗器、蒸发皿、大孔树脂柱、比色盘、硅胶 G 板等。

（2）试剂：三七药材、石油醚、乙醇、蒸馏水、乙酸、浓硫酸、三氯甲烷、正丁醇、乙酸乙酯、10%硫酸乙醇溶液等。

2. 实验操作

（1）三七总皂苷的提取：三七根茎（剪口）粗粉 40g，以 85%乙醇溶液回流提取 2 次，溶剂用量分别为 240ml、200ml，回流时间依次为 1.5 小时、1 小时，合并提取液，减压回收乙醇至提取液无醇味。

（2）三七总皂苷的分离精制

1）脱脂处理：回收乙醇后的提取液以石油醚萃取 2 次以除去脂溶性物质，每次用石油醚 30ml 萃取，石油醚层弃去。

2）大孔树脂纯化：脱脂后的水层在水浴上挥去残留的石油醚，供柱层析用。经净化处理后的大孔树脂 100g 以蒸馏水浸润湿法装柱，柱内直径为 2～3cm，长约 50cm。将挥去石油醚后的三七提取液（约 50ml）加入层析柱，以约 1ml/min 的流速缓缓通过此大孔树脂柱，使皂苷完全吸附于大孔树脂柱，然后依次用蒸馏水（50ml）以大约 1ml/min 的流速洗脱以除去无机盐、氨基酸、糖等水溶性物质。然后用 95%乙醇溶液约 100ml 解吸三七总皂苷，收集 95%乙醇洗脱液，减压回收溶剂，真空干燥，即得精制三七总皂苷，称重，计算产率。

（3）三七总皂苷的检识

1）乙酸酐-浓硫酸反应（Liebermann-Burchard 反应）：取自制三七总皂苷少许于蒸发皿中在水浴上蒸干，加入 1ml 乙酸酐使其溶解，滴于干燥比色盘中，从边沿缓缓滴加浓硫酸 2 滴，观察界面间是否有紫红色环产生。

2）三氯甲烷-浓硫酸反应（Salkowski 反应）：取皂苷适量，用三氯甲烷 1ml 溶解，转入干燥小试管中，沿壁小心加浓硫酸 1ml，三氯甲烷层显红或蓝色，浓硫酸层有绿色荧光，提示含皂苷。

3）薄层层析：分别取三七总皂苷标准品和自制品少许溶于甲醇中，配成约 1mg/ml 的标准液及样品液，分别点于同一块板上，展开显色后二者应显示对应相同的斑点。

吸附剂：硅胶 G 板。

展开剂：正丁酸-乙酸乙酯-蒸馏水（4∶1∶5）（上层）。

显色剂：10%硫酸乙醇溶液，喷雾后烘烤显色。

（四）思考题

1. 三萜皂苷可用哪些反应进行鉴别？

2. 使用石油醚做提取溶剂时，应注意哪些操作事项？

实验五　柴胡中皂苷类成分的提取、分离与鉴定

　　柴胡主要为伞形科植物柴胡 *Bupleurum chinense* DC. 或狭叶柴胡 *Bupleurum scorzonerifolium* Willd. 的干燥根，按性状不同，其分别习称"北柴胡"和"南柴胡"。柴胡具有疏散退热，疏肝解郁、升举阳气的功效，用于感冒发热、寒热往来、胸胁胀痛、月经不调、子宫脱垂、脱肛等症。现代研究证明，柴胡含有皂苷、挥发油及多糖类化合物。其中柴胡总皂苷（1.6%～3.8%）已被证明具有镇静、止痛、解热、镇咳和抗炎等作用，是柴胡的主要有效成分。迄今已从柴胡属植物中分离出近百个三萜皂苷，均为齐墩果烷型衍生物，根据皂苷元结构不同，将柴胡皂苷分为五种结构类型。属于Ⅰ型的皂苷，其结构中具有13β、28-环氧醚键，是柴胡中的原生苷，如柴胡皂苷 a、柴胡皂苷 c、柴胡皂苷 d、柴胡皂苷 e 等。Ⅱ型的皂苷为异环双烯类，如柴胡皂苷 b1、柴胡皂苷 b2 等；Ⅲ型为齐墩果烷衍生物，并且大多在 C-11 位有 α-OCH$_3$ 取代。Ⅱ型和Ⅲ型皂苷大多为次生苷，是因为在提取过程中受植物体内所含酸性成分的影响，使Ⅱ型皂苷结构中的环氧醚键开裂而产生，如柴胡皂苷 b3、柴胡皂苷 b4 等。Ⅳ型具有同环双烯结构，也被认为是原生苷的环氧醚键开裂，同时发生双键转移而产生的，如柴胡皂苷 g。Ⅴ型为齐墩果酸衍生物。Ⅳ型、Ⅴ型数量较少。

　　柴胡皂苷的主要代表化合物为柴胡皂苷 a 和柴胡皂苷 d，《中国药典》（2020 年版）规定，柴胡药材中含柴胡皂苷a和柴胡皂苷d的总量不得少于0.30%。柴胡中主要皂苷类成分的结构如下图所示。

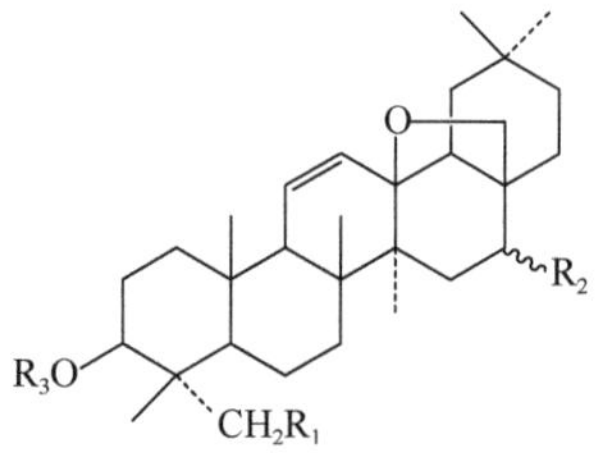

	R$_1$	R$_2$	R$_3$
柴胡皂苷元 F	OH	β-OH	H
柴胡皂苷元 a	OH	β-OH	fuc（3→1）glc
柴胡皂苷元 d	OH	α-OH	fuc（3→1）glc
柴胡皂苷元 E	H	β-OH	H
柴胡皂苷元 c	H	β-OH	glc（1→6）glc（1→4） rha
柴胡皂苷元 e	H	β-OH	fuc（3→1）glc

　　柴胡皂苷 b1、柴胡皂苷 b2、柴胡皂苷 b3、柴胡皂苷 b4，是在提取过程中由柴胡皂苷 a 和柴胡皂苷 d 形成的，因此柴胡皂苷在提取过程中控制提取条件是十分重要的。

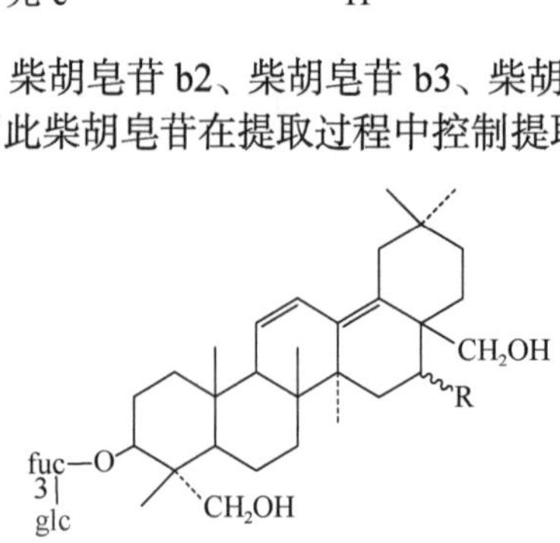

柴胡皂苷元 b1　　R = β-OH

柴胡皂苷元 b2　　R = α-OH

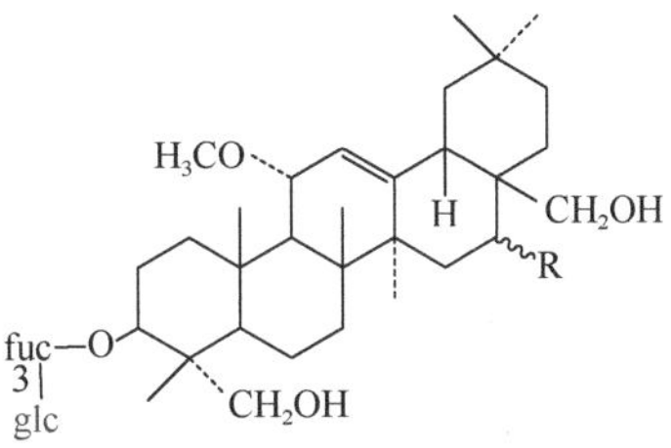

柴胡皂苷元 b3　　　R = β-OH

柴胡皂苷元 b4　　　R = α-OH

（一）实验目的

1. 掌握从柴胡中提取皂苷类成分的原理和方法。
2. 掌握皂苷类成分提取分离的基本操作方法。
3. 掌握皂苷类成分的鉴别方法。
4. 熟悉皂苷水解得到皂苷元和糖的各种方法。
5. 设计出一套提取方案（包括准备工作、步骤、实验流程、预期结果）。

（二）实验原理

利用柴胡皂苷类成分的溶解性能进行提取，根据柴胡中各皂苷的性质进行分离和鉴定。

（三）实验方法

1. 仪器及试剂

（1）仪器：超声清洗器、过滤装置、减压蒸馏装置、水浴装置、硅胶 G 薄层板、日光及紫外光灯（365nm）等。

（2）试剂：柴胡药材、乙醇、蒸馏水、乙酸乙酯、乙酸酐、浓硫酸、2%对二甲氨基苯甲醛的 40%硫酸溶液等。

2. 实验操作

（1）提取与分离：取柴胡药材 30g，加入 95%乙醇溶液 200ml，超声 30min，过滤，滤液备用。取滤渣再加入 95%乙醇溶液 150ml，超声 15min，过滤，合并两次滤液。将合并的滤液回收乙醇，得浸膏。浸膏用 20ml 蒸馏水溶解后，用 25ml 乙酸乙酯洗涤 2 次，水层放水浴蒸干，得柴胡总皂苷粗品。

（2）鉴定

1）泡沫实验：取柴胡总皂苷粗品适量，加蒸馏水 5ml 溶解，强烈振摇，产生持久性泡沫。

2）乙酸酐-浓硫酸（Liebermann-Burchard）反应。取柴胡总皂苷粗品适量，加乙酸酐 1ml 溶解，加浓硫酸-乙酸酐（1∶20）数滴产生黄、红、紫、蓝颜色变化，最后褪色。

3）Molish 反应：取柴胡总皂苷粗品适量，加乙醇 1ml 溶解，加 5% α-萘酚-乙醇液 1~3 滴，摇匀后沿试管壁缓缓加入浓硫酸，在两液面间产生紫色光环。

4）薄层层析：照薄层色谱法实验，吸取上述各种溶液各 5μl，分别于同一以 CMC-Na 为黏合剂的硅胶 G 薄层板上，以乙酸乙酯-乙醇-蒸馏水（8∶2∶1）为展开剂展开，取出，晾干，喷以 2%对二甲氨基苯甲醛的 40%硫酸溶液，在 60℃加热至斑点显色清晰，置日光及紫外光灯（365nm）下检识。

（四）思考题

1. 为什么在提取柴胡皂苷时常加入吡啶等碱性溶液?
2. 试述各种提取皂苷方法的特点及操作的注意事项。

实验六　黄柏中生物碱类成分的提取、分离与鉴定

黄柏为芸香科植物黄皮树 *Phellodendron chinense* Schneid.的干燥树皮，习称"川黄柏"。剥取树皮后，除去粗皮，晒干。黄柏主要功效为清热燥湿，泻火除蒸，解毒疗疮。黄柏用于湿热泻痢，黄疸，带下，热淋，脚气痿躄，骨蒸劳热，盗汗，遗精，疮疡肿毒，湿疹瘙痒。盐黄柏滋阴降火，用于阴虚火旺，盗汗骨蒸。树皮含小檗碱、药根碱、木兰花碱、黄柏碱、*N*-甲基大麦芽碱、掌叶防己碱、蝙蝠葛碱等生物碱；另含黄柏酮、黄柏内酯、白鲜交酯、黄柏酮酸、青萤光酸、7-脱氢豆甾醇、*β*-谷甾醇、菜油甾醇。根皮含小檗碱、药根碱、黄柏碱、*N*-甲基大麦芽碱。木材也含小檗碱。新鲜叶含黄柏苷、脱氢黄柏苷、脱氢异黄柏苷、异黄柏苷。干燥叶含金丝桃苷，不含黄柏苷。黄柏与黄连同样含较多的小檗碱，其药理作用亦大体相似。但黄柏中小檗碱含量较黄连低，并含有其他成分，作用亦有些差异。

（一）实验目的

1. 掌握从黄柏中提取生物碱类成分的原理和方法。

2. 掌握生物碱类成分提取分离和鉴定的基本操作方法。

3. 熟悉薄层色谱法的基本操作及在中药有效成分提取分离中的应用。

（二）实验原理

1. 小檗碱（berberine）在黄柏中含量为 1.4%～4%（川黄柏含量较高）。性状：黄色结晶，有 5.5 个结晶水，mp 为 145℃。溶解性：能缓缓溶于冷水中（1∶20），微溶于冷乙醇（1∶100），易溶于热水和热乙醇，微溶或不溶于苯、三氯甲烷和丙酮，其硝酸盐极难溶于水，盐酸盐微溶于冷水（1∶500），但较易溶于沸水，硫酸盐和枸橼酸盐在水中溶解度较大（1∶30）。盐酸小檗碱为黄色结晶，含 2 分子结晶水，220℃时分解并转变为棕红色小檗红碱，285℃时完全熔融。

2. 小檗碱为季铵碱，其游离型在水中溶解度较大，其盐酸盐在水中溶解度较小。利用小檗碱的溶解性及黄柏中含黏液质的特点，首先用石灰乳沉淀黏液质，用碱水提出小檗碱，再加盐酸使其转化为盐酸小檗碱沉淀析出。

（三）实验方法

1. 仪器及试剂

（1）仪器：纱布、过滤装置、脱脂棉、玻璃棒、水浴装置、硅胶 CMC-Na 板、紫外灯（365nm）等。

（2）试剂：黄柏粗粉、1%硫酸溶液、石灰乳、浓盐酸、食盐、蒸馏水、苯、乙酸乙酯、异丙醇、甲醇、氨蒸气等。

2. 提取与精制

（1）提取：称取黄柏粗粉 200g，加入 1%硫酸溶液 600ml，搅拌均匀，浸泡过夜，纱布过滤。取上述提取液，加入石灰乳调 pH 至 11～12，静置沉淀，脱脂棉过滤，滤液用浓盐酸调 pH 至 2～3，再加入溶液量的 10%的食盐，搅拌使溶解，溶液静置过夜，析晶，滤取结晶，得盐酸小檗碱粗品。

（2）精制：将盐酸小檗碱粗品放入 25 倍量沸水中，于水浴上加热使溶解，趁热过滤，滤液加浓盐酸调 pH 至 2 左右，静置过夜，滤取结晶，80℃以下干燥，得精制盐酸小檗碱。

3. 盐酸小檗碱的鉴别

吸附剂：硅胶 CMC-Na 板。

展开剂：苯-乙酸乙酯-异丙醇-甲醇-蒸馏水（6∶3∶1.5∶1.5∶0.3），氨蒸气显色。

样品液：自制盐酸小檗碱甲醇液（每 1ml 含 0.5mg）。

对照品液：盐酸小檗碱对照品甲醇液（每 1ml 含 0.5mg）。

显色：置紫外灯（365nm）下检视，显黄色荧光斑点。

结果：记录样品斑点和对照品斑点的颜色和位置，计算 R_f 值。

（四）思考题

1. 从黄柏中提取分离盐酸小檗碱为什么加石灰乳？

2. 用薄层色谱法检识盐酸小檗碱时，选用氧化铝或硅胶作吸附剂，二者有何区别？展开剂有何不同？

实验七　中成药三黄片的理化及色谱检识

三黄片是中医用于清热解毒、泻火通便的重要成方制剂，处方由大黄、黄连、黄芩组成，已经收载于《中国药典》。经过改进与发展，《中国药典》记载了三黄片具体的制剂处方为大黄、盐酸小檗碱、黄芩浸膏。

中成药由处方药材经过提取、赋形等加工过程制成，已经无法从药材性状等方面入手进行鉴别，因此，其产品质量只能从内在有效成分的存在及含量来评价。针对中成药处方药材所含有的有效成分，利用显色反应、薄层色谱、高效液相色谱等天然药物化学技术方法对有效成分进行定性检识，是初步判断中成药质量的有效手段。

（一）实验目的

1. 掌握三黄片中生物碱类、蒽醌类、黄酮类成分的理化检识方法。
2. 用薄层色谱方法鉴别三黄片中小檗碱和大黄素。

（二）实验原理

三黄片处方由大黄、盐酸小檗碱、黄芩浸膏组成，其主要含有生物碱、黄酮、羟基蒽醌类成分，主要有效成分为小檗碱、黄芩素和大黄素等，可利用所含主要成分的性质，用理化和色谱方法进行检识和鉴别。

（三）实验方法

1. 显色试剂　碘化汞钾，硅钨酸，碘，碘化钾，苦味酸，雷氏铵盐等。

2. 仪器及试剂

（1）仪器：高效液相色谱仪，超声波清洗器，展开槽，分液漏斗，研钵，滤纸，紫外灯，硅胶G薄层板，烧杯等。

（2）试剂：三黄片，甲醇，2%硫酸溶液，镁粉，2%氢氧化钠溶液，对照品，石油醚-乙酸乙酯-乙酸（15：5：1），氨水，乙腈-水（75：25），二氯甲烷，浓硫酸，浓盐酸，三氯化铁试剂，改良碘化铋钾试剂。

3. 实验操作

（1）取三黄片12片，除去糖衣，研细成药粉，备用。

（2）将药粉加入100ml甲醇超声提取45分钟，反复过滤后，取滤液5ml，备用，剩余滤液减压回收至干。

（3）将回收至干的提取物加入2%硫酸溶液60ml溶解后置于烧杯中，超声20分钟，过滤，滤液备用。

（4）三黄片的检识

1）黄芩的检识：采用显色反应。①取甲醇提取液1ml，加镁粉少许，再滴加浓盐酸，观察现象。②取甲醇提取液1ml，滴加三氯化铁试剂，观察现象。③取甲醇提取液点于滤纸上，于日光及紫外光灯（365nm）下观察颜色和荧光。

2）小檗碱的检识：采用沉淀反应。取2%硫酸提取液3份，每份1ml，分别滴加改良碘化铋钾试剂、碘化汞钾、硅钨酸、碘-碘化钾试剂、苦味酸、雷氏铵盐等生物碱沉淀试剂，观察并记录实验现象。

3）大黄的检识

A. 将上述剩余的2%硫酸提取液，加热水解约30分钟后，用二氯甲烷萃取三次，每次加入20ml，合并萃取液，取出2ml用于显色反应，余下溶剂回收蒸干，即得总游离蒽醌（浸膏）。

B. 显色反应：①取二氯甲烷提取液1ml；再滴加2%氢氧化钠溶液，观察颜色变化和溶解情况；②二氯甲烷提取液滴于硅胶板或滤纸上，日光及紫外灯（365nm）下检视颜色；然后用氨水熏，再在日光和紫外光灯（365nm）下检视颜色的变化。

C. 薄层色谱：取总游离蒽醌少许，甲醇溶解，为供试品溶液；另取大黄素对照品以甲醇配制成约 0.5mg/ml 的对照品溶液。

分别吸取对照品溶液、供试品溶液适量，点于同一硅胶 G 薄层板上，以石油醚-乙酸乙酯-乙酸（15∶5∶1）为展开剂，展开，取出，晾干，于日光及紫外光灯（365nm）下检视其斑点情况；再以氨水熏后观察现象；于日光下观察斑点情况。

供试品色谱板上，在和大黄素相同的位置上，显相同颜色的斑点。

D. 大黄的高效液相色谱检识（定性鉴别）：以大黄素为对照品，以甲醇配制成约 0.5mg/ml 对照品溶液；供试品为三黄片中大黄萃取物适量，加甲醇适量溶解成供试品溶液。色谱柱为 Zorbax SB C18 柱（150mm×4.6mm，5μm），以乙腈-水（75∶25）为流动相洗脱，流速为 3.0ml/min，检测波长为 254nm，样品、供试品进样量均为 25μl。

在液相色谱图中，供试品与对照品在相同的保留时间出峰，可以鉴别被测样品中是否含有对照品的成分（即含有中药大黄）。

（四）结果与思考题

1. 三黄片的检识结果说明什么？

2. 根据检识结果对三黄片的质量进行评价。

第四章 习 题 集

总 论

一、单项选择题

1. 两相溶剂萃取法的原理是利用混合物中各成分在两相溶剂中的（　　　）
A. 比重不同　　　　　　B. 分配系数不同
C. 分离系数不同　　　　D. 萃取常数不同
E. 介电常数不同

2. 分馏法分离适用于（　　　）
A. 极性大成分　　　　　B. 极性小成分
C. 升华性成分　　　　　D. 挥发性成分
E. 内酯类成分

3. 聚酰胺薄层色谱,下列展开剂中展开能力最强的是（　　　）
A. 30%乙醇溶液　　　　B. 无水乙醇
C. 70%乙醇溶液　　　　D. 丙酮
E. 甲醇

4. 红外光谱的单位是（　　　）
A. cm^{-1}　　　　　　　B. nm
C. m/z　　　　　　　　D. mm
E. δ

5. 可将天然药物水提液中的亲水性成分萃取出来的溶剂是（　　　）
A. 乙醚　　　　　　　　B. 乙酸乙酯
C. 丙酮　　　　　　　　D. 正丁醇
E. 乙醇

6. 在水液中不能被乙醇沉淀的是（　　　）
A. 蛋白质　　　　　　　B. 多肽
C. 多糖　　　　　　　　D. 酶
E. 鞣质

7. 下列各组溶剂, 按极性大小排列, 正确的是（　　　）
A. 水＞丙酮＞甲醇
B. 乙醇＞乙酸乙酯＞乙醚
C. 乙醇＞甲醇＞乙酸乙酯
D. 丙酮＞乙醇＞甲醇
E. 苯＞乙醚＞甲醇

8. 从天然药物中提取对热不稳定的成分宜选用（　　　）
A. 回流提取法　　　　　B. 煎煮法
C. 渗滤法　　　　　　　D. 连续回流法
E. 蒸馏法

9. 下列类型基团极性最大的是（　　　）
A. 醛基　　　　　　　　B. 酮基
C. 酯基　　　　　　　　D. 甲氧基
E. 醇羟基

10. 采用溶剂极性递增的方法进行活性成分的提取, 下列溶剂排列顺序正确的是（　　　）
A. C$_6$H$_6$、CHCl$_3$、Me$_2$CO、AcOEt、EtOH、H$_2$O
B. C$_6$H$_6$、CHCl$_3$、AcOEt、Me$_2$CO、EtOH、H$_2$O
C. H$_2$O、AcOEt、EtOH、Me$_2$CO、CHCl$_3$、C$_6$H$_6$
D. CHCl$_3$、AcOEt、C$_6$H$_6$、Me$_2$CO、EtOH、H$_2$O
E. H$_2$O、AcOEt、Me$_2$CO、EtOH、C$_6$H$_6$、CHCl$_3$

11. 一般情况下, 认为是无效成分或杂质的是（　　　）
A. 生物碱　　　　　　　B. 叶绿素
C. 鞣质　　　　　　　　D. 黄酮
E. 皂苷

12. 影响提取效率最主要因素是（　　　）
A. 药材粉碎度　　　　　B. 温度
C. 时间　　　　　　　　D. 细胞内外浓度差
E. 药材干湿度

二、多项选择题

1. 液-液分配柱色谱用的载体主要有（　　　）
A. 硅胶　　　　　　　　B. 聚酰胺
C. 硅藻土　　　　　　　D. 活性炭
E. 纤维素粉

2. 下列有关硅胶的论述, 正确的是（　　　）
A. 与物质的吸附属于物理吸附
B. 对极性物质具有较强吸附力
C. 对非极性物质具有较强吸附力
D. 一般显酸性
E. 含水量越多, 吸附力越小

3. 对天然药物的化学成分进行聚酰胺色谱分离是（　　　）
A. 通过聚酰胺与化合物形成氢键缔合产生吸附
B. 水的洗脱能力最强
C. 丙酮的洗脱能力比甲醇弱
D. 可用于植物粗提取物的脱鞣质处理
E. 特别适宜于分离黄酮类化合物

4. 透析法适用于分离（　　　）
A. 酚酸与羧酸　　　　　B. 多糖与单糖
C. 油脂与蜡　　　　　　D. 挥发油与油脂
E. 氨基酸与多肽

5. 大孔吸附树脂的分离原理包括（　　）
A. 氢键吸附　　　　　　B. 范德瓦耳斯力
C. 化学吸附　　　　　　D. 分子筛性
E. 分配系数差异

三、配伍选择题

[1～7 题共用选项]

请将以下天然药物化学成分的分离方法与其主要原理相匹配

A. 凝胶色谱法　　　　　B. 离子交换色谱法
C. pH 梯度萃取法　　　　D. 沉淀法
E. 两相溶剂萃取法　　　F. 氧化铝色谱法
G. 聚酰胺色谱法　　　　H. 硅胶色谱法

1. 依据分配系数差异的是（　　）
2. 依据溶解度差异的是（　　）
3. 依据酸碱度差异的是（　　）
4. 依据分子量差异的是（　　）
5. 利用组分离子交换能力差别或选择性系数差别的是（　　）
6. 利用形成氢键，而对这些物质产生吸附的是（　　）
7. 依据极性差异的是（　　）

[8～12 题共用选项]

请将以下分析手段与其相应的缩写符号相配伍

A. MS　　　　　　　　B. NMR
C. UV　　　　　　　　D. IR
E. HR-MS

8. 红外光谱（　　）
9. 紫外光谱（　　）
10. 质谱（　　）
11. 磁共振谱（　　）
12. 高分辨质谱（　　）

四、简答题

1. 天然药物有效成分提取的方法有几种？采用这些方法提取的依据是什么？
2. 两相溶剂萃取法是根据什么原理进行的？在实际工作中如何选择溶剂？萃取操作时要注意哪些问题？萃取操作中若已发生乳化，应如何处理？

糖 和 苷 类

一、单项选择题

1. 下列吡喃糖苷中最容易被水解的是（　　）
A. 七碳糖苷　　　　　　B. 五碳糖苷
C. 甲基五碳糖苷　　　　D. 六碳糖苷
E. 糖上连接羧基的糖苷

2. 按苷键原子不同，苷被酸水解的易难顺序是

A. 碳苷＞硫苷＞氧苷＞氮苷
B. 硫苷＞氧苷＞碳苷＞氮苷
C. 氮苷＞氧苷＞硫苷＞碳苷
D. 氧苷＞硫苷＞碳苷＞氮苷
E. 碳苷＞氧苷＞硫苷＞氮苷

3. 提取一般苷类化合物常用的溶剂是（　　）
A. 乙醚　　　　　　　　B. 含水乙醇
C. 三氯甲烷　　　　　　D. 石油醚
E. 丙酮

4. 右侧的糖为（　　）

A. α-甲基五碳醛糖　　B. β-甲基六碳醛糖
C. α-甲基六碳醛糖　　D. β-甲基五碳醛糖
E. β-六碳酮糖

5. 能用碱催化水解的苷是（　　）
A. 醇苷　　　　　　　　B. 碳苷
C. 酚苷　　　　　　　　D. 氮苷
E. 氰苷

6. 糖的纸色谱中常用的显色剂是（　　）
A. Molish 试剂
B. 苯胺-邻苯二甲酸试剂
C. Keller- Kiliani 试剂
D. 乙酸酐-浓硫酸试剂
E. 香草醛-浓硫酸试剂

7. 苷类化合物是指（　　）
A. 多元醇
B. 含有羟基的羧酸
C. 酸和碱形成的化合物
D. 糖与非糖物质形成的化合物
E. 含有氨基酸的化合物

8. 分离糖类化合物的纸色谱最常用的展开剂是（　　）
A. $CHCl_3$-CH_3OH（9：1）
B. C_6H_6-CH_3OH（9：1）
C. 正丁醇-乙酸-水（4：1：5，上层）
D. 乙酸乙酯-乙醇（6：4）
E. 石油醚-乙酸乙酯（1：1）

9. Molish 反应的试剂组成是（　　）
A. 氧化铜-氢氧化钠　　B. 硝酸银-氨水
C. α-萘酚-浓硫酸　　　D. β-萘酚-浓硫酸
E. 5%硫酸乙醇溶液

10. 过碘酸氧化反应能形成甲酸的是（　　）
A. 邻二醇　　　　　　　B. 邻三醇
C. 邻二酮　　　　　　　D. α-酮酸

E. 缩醛

二、多项选择题

1. 关于苷类化合物的说法正确的是（　　）
A. 结构中均含有糖基
B. 可发生酶水解反应
C. 大多具有挥发性
D. 可发生酸水解反应
E. 大多具有升华性
2. 具有吡喃醛糖结构的是（　　）
A. 果糖　　　　　　　　B. 甘露糖
C. 核糖　　　　　　　　D. 半乳糖
E. 葡萄糖
3. 糖苷类化合物的酶水解具有（　　）
A. 专属性　　　　　　　B. 选择性
C. 氧化性　　　　　　　D. 保持元结构不变
E. 条件温和
4. 下列化合物属于多糖的是（　　）
A. 淀粉　　　　　　　　B. 树胶
C. 果胶　　　　　　　　D. 麦芽糖
E. 蔗糖
5. 苷中最常见的单糖是（　　）
A. 四碳醛糖　　　　　　B. 甲基五碳糖
C. 六碳醛糖　　　　　　D. 六碳酮糖
E. 七碳醛糖

三、配伍选择题

[1~5 题共用选项]
A. 氮苷　　　　　　　　B. 硫苷
C. 碳苷　　　　　　　　D. 酯苷
E. 氰苷
1. 以上选项最难被水解的是（　　）
2. 以上选项既能被酸，又能被碱水解的是（　　）
3. 以上选项易被水解的是（　　）
4. 以上选项被芥子酶水解的是（　　）
5. 以上选项水解后可产生氢氰酸的是（　　）

[6~8 题共用选项]
A. 氧化反应　　　　　　B. 还原反应
C. 成酯反应　　　　　　D. 成苷反应
E. 半缩醛反应
6. 葡萄糖生成山梨醇是（　　）
7. 果糖与磷酸生成 6-磷酸果糖是（　　）
8. 葡萄糖生成甲基葡萄糖苷是（　　）

[9~10 题共用选项]
A. 木糖　　　　　　　　B. 葡萄糖
C. 果糖　　　　　　　　D. 鼠李糖
E. 山梨醇
9. 属于甲基五碳糖的是（　　）

10. 属于六碳醛糖的是（　　）

四、简答题

1. 简述苷键裂解的分类。
2. 提取苷类时首先要考虑的问题是什么？为什么？

苯 丙 素 类

一、单项选择题

1. 下列具有升华性的化合物是（　　）
A. 黄酮苷　　　　　　　B. 生物碱盐
C. 三萜类　　　　　　　D. 香豆素
E. 强心苷
2. 香豆素的基本母核是（　　）
A. 苯骈 α-吡喃酮　　　B. 苯骈 α-呋喃酮
C. 苯骈 γ-吡喃酮　　　D. 苯骈 γ-呋喃酮
E. 色原酮
3. 香豆素衍生物在紫外线下呈现（　　）荧光
A. 红色　　　　　　　　B. 黄色
C. 绿色　　　　　　　　D. 蓝色
E. 灰色
4. 用碱溶酸沉法提取香豆素类化合物的依据是香豆素（　　）
A. 具有挥发性　　　　　B. 具有内酯环
C. 具有强亲水性　　　　D. 具有强亲脂性
E. 具有酚羟基
5. 属于伞形花内酯结构的是（　　）
A. 简单香豆素　　　　　B. 呋喃香豆素
C. 吡喃香豆素　　　　　D. 异香豆素
E. 其他类型香豆素
6. 化学结构为 的化合物是（　　）
A. 伞形花内酯　　　　　B. 甲氧沙林
C. 花椒内酯　　　　　　D. 秦皮乙素
E. 邪蒿内脂
7. 中药补骨脂中所含香豆素属于（　　）
A. 简单香豆素　　　　　B. 呋喃香豆素
C. 吡喃香豆素　　　　　D. 异香豆素
E. 其他香豆素类
8. Emerson 试剂的组成是（　　）
A. 2，6-二溴苯醌氯亚胺
B. 三氯化铁
C. 铁氰化钾
D. 邻苯二甲酸苯胺
E. 盐酸羟胺-三氯化铁
9. Gibbs 试剂的组成为（　　）

A. 2，6-二溴苯醌氯亚胺

B. 乙酸酐-浓硫酸

C. 盐酸镁粉

D. 邻苯二甲酸苯胺

E. 盐酸羟胺-三氯化铁

10. 使用硅胶 G 板做薄层色谱分离下列化合物，用三氯甲烷：甲醇（1：1）为展开剂，显色后，R_f 值最大的是（　　）

A. 6-羟基香豆素

B. 7-羟基香豆素

C. 6，7-二羟基香豆素

D. 6-甲氧基-7-羟基香豆素

E. 6，7-二甲氧基香豆素

二、多项选择题

1. 下列溶剂中，游离香豆素易溶于（　　）

A. 热乙醇　　　　　　B. 乙醚

C. 水　　　　　　　　D. 三氯甲烷

E. 稀碱溶液

2. 香豆素苷难溶于（　　）

A. 三氯甲烷　　　　　B. 甲醇

C. 乙醚　　　　　　　D. 水

E. 稀碱溶液

3. 常用于香豆素的检识方法有（　　）

A. 异羟肟酸铁反应　　B. $FeCl_3$ 反应

C. 乙酸镁反应　　　　D. Emerson 反应

E. 荧光反应

4. 香豆素的提取分离方法有（　　）

A. 沸水提取法　　　　B. 碱溶酸沉法

C. 酸溶碱沉法　　　　D. 溶剂提取法

E. 水蒸气蒸馏法

5. 下列试剂反应，可用于鉴别 C6 位上无取代基的香豆素的是（　　）

A. 三氯化铁试剂

B. 4-氨基安替匹林试剂

C. 2，6-二氯苯氯亚胺试剂

D. 亚硝基重氮盐试剂

E. 异羟肟酸铁试剂

三、配伍选择题

[1～5 题共用选项]

A. 简单香豆素类　　　B. 呋喃香豆素类

C. 吡喃香豆素类　　　D. 其他香豆素类

E. 双香豆素

1. 矮地茶中具有治疗慢性气管炎的岩白菜素属于（　　）

2. 补骨脂中的补骨脂素属于（　　）

3. 中药当归中的当归内酯属于（　　）

4. 前胡中的白花前胡苷属于（　　）

5. 紫花苜蓿中具有抗凝血功能的紫苜蓿酚属于（　　）

[6～10 题共用选项]

A. 抗菌作用　　　　　B. 光敏作用

C. 肝毒致癌作用　　　D. 解痉利胆作用

E. 抗凝作用

6. 秦皮中的秦皮乙素具有（　　）

7. 粮食霉变后产生的黄曲霉素具有（　　）

8. 双香豆素具有（　　）

9. 补骨脂中的补骨脂素具有（　　）

10. 茵陈蒿中的滨蒿素具有（　　）

四、简答题

1. 碱溶酸沉法提取香豆素类化合物的依据及提取时的注意事项是什么？

2. 如何检识天然药物中含有香豆素类成分？

醌类化合物

一、单项选择题

1. 临床上使用的辅酶 Q，其结构类型属于（　　）

A. 苯醌类　　　　　　B. 萘醌类

C. 菲醌类　　　　　　D. 蒽醌类

E. 二蒽酮类

2. 某中草药水煎液有显著泻下作用，可能含有（　　）

A. 香豆素　　　　　　B. 蒽醌苷

C. 蒽酮　　　　　　　D. 蒽酚

E. 氧化蒽酚

3. 大黄素型蒽醌类化合物，多呈黄色，其羟基分布情况为（　　）

A. 分布在一侧苯环上　B. 分布在两侧苯环上

C. 分布在 1，4 位上　 D. 分布在 1，2 位上

E. 分布在 5，8 位上

4. 茜草素型醌类化合物多呈橙黄-橙红色，其羟基的分布情况是（　　）

A. 分布在一侧苯环上　B. 分布在两侧苯环上

C. 分布在 1，8 位上　 D. 分布在 1，5 位上

E. 两侧苯环上有多个酚羟基

5. 蒽酚衍生物一般只存在于新鲜药材中，几乎不存在于储存 2 年以上药材内，其原因是（　　）

A. 自然挥发　　　　　B. 结合成苷

C. 被氧化成蒽醌　　　D. 聚合成二蒽酚

E. 转化成蒽酮

6. 总游离蒽醌的乙醚溶液，用冷 5% $NaHCO_3$ 水溶液萃取可得到（　　）

A. 含 1 个 α-羟基的蒽醌

B. 含 1 个 β-羟基的蒽醌

C. 含 1 个甲氧基的蒽醌

D. 含 1 个羧基的蒽醌

E. 不含羟基的蒽醌

7. 下列三个化合物酸性强弱顺序正确的是（　　）

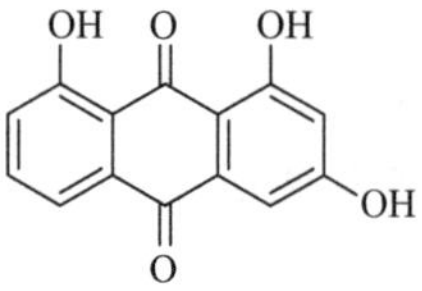

a

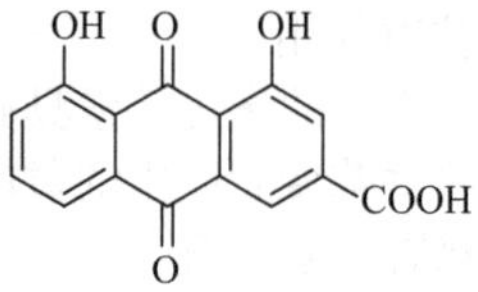

b

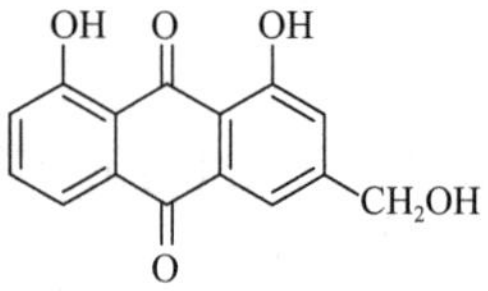

c

A. a＞b＞c

B. c＞b＞a

C. c＞a＞b

D. a＞c＞b

E. b＞a＞c

8. 下列化合物中,遇碱液立即产生红色是（　　）

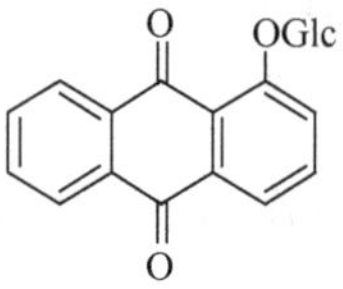

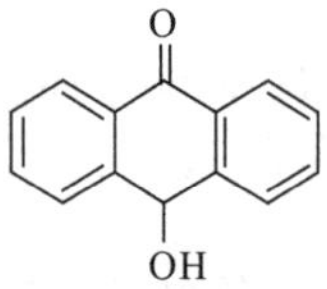

9. 从总蒽醌的乙醚溶液中，用 5% Na_2CO_3 水溶液萃取，碱水层的成分是（　　）

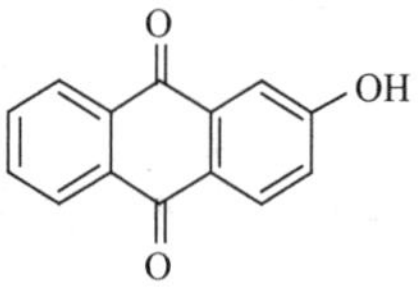

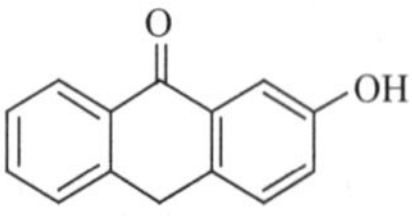

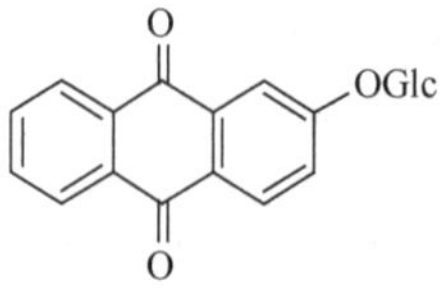

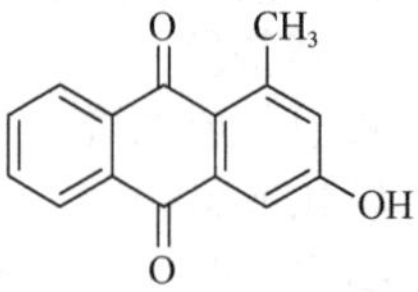

E.

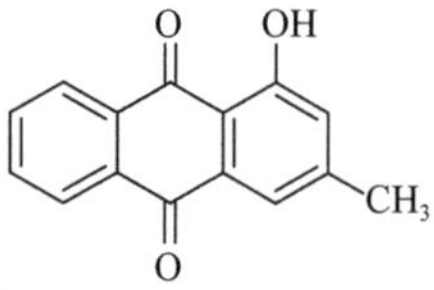

10. 大黄酸与碱的呈色反应显（　　）

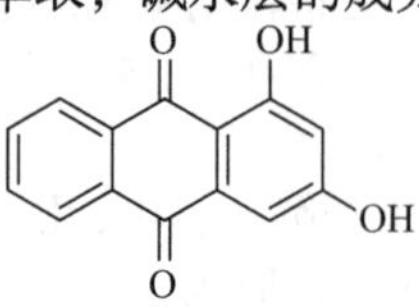

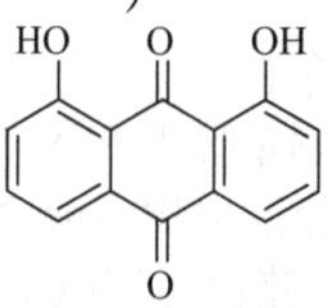

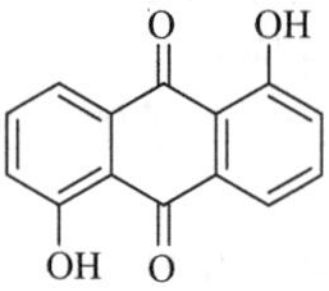

A. 蓝色　　　　　　　　B. 绿色

C. 黄色　　　　　　　　D. 红色

E. 黑色

二、多项选择题

1. 在下列高等植物中,含蒽醌类化合物较多的科有（　　）

A. 茜草科　　　　　　　B. 蓼科

C. 禾本科　　　　　　　D. 百合科

E. 豆科

2. 醌类的主要生物活性有（　　）

A. 扩张冠脉作用　　　　B. 泻下作用

C. 抗菌作用　　　　　　D. 保肝作用

E. 利尿止血作用

3. 下列化合物可采用 pH 梯度法进行分离的是（　　）

A. 黄酮类化合物　　　　B. 蒽醌类化合物

C. 生物碱类化合物　　　D. 香豆素类化合物

E. 皂苷类化合物

4. 下列化合物遇碱显黄色,需经氧化后才显红色的是（　　）

A. 羟基蒽醌类　　　　　B. 蒽酚类

C. 蒽酮类　　　　　　　D. 二蒽酮类

E. 羟基蒽醌苷

5. 若用 5% Na_2CO_3 溶液从含游离蒽醌的乙醚溶液中萃取，萃取液中可能含有的成分是（　　）

A. 一个—COOH 的蒽醌

B. 两个 β-羟基的蒽醌

C. 两个 α-羟基的蒽醌

D. 一个 β-羟基的蒽醌

E. 一个 α-羟基的蒽醌

三、配伍选择题

[1～5 题共用选项]

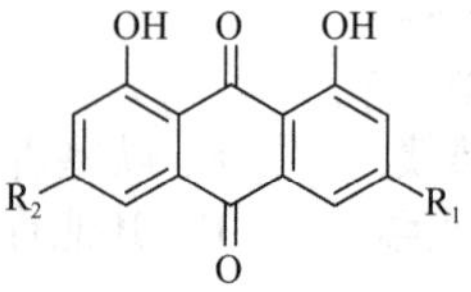

A. R_1 为甲基，R_2 为氢

B. R_1 为羧基，R_2 为氢

C. R_1 为羟甲基，R_2 为氢

D. R_1 为甲基，R_2 为甲氧基

E. R₁ 为甲基, R₂ 为羟基

1. 大黄酸的结构为（　　）
2. 大黄素的结构为（　　）
3. 大黄酚的结构为（　　）
4. 芦荟大黄素的结构为（　　）
5. 大黄素甲醚的结构为（　　）

[6～10 题共用选项]

A. 苯醌类　　　　　　　B. 萘醌类
C. 菲醌类　　　　　　　D. 蒽醌类
E. 二蒽酮类

6. 大黄中的醌类化合物属于（　　）

7. 丹参中的醌类化合物属于（　　）
8. 泛醌类化合物辅酶 Q 属于（　　）
9. 茜草中的醌类化合物属于（　　）
10. 广泛存在的维生素 K 属于（　　）

四、简答题

1. 简述蒽醌类化合物酸性强弱与所含基团的关系。

2. 萱草根中含有下列醌类化合物,请用流程图表示其分离过程:

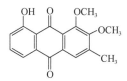

大黄酸　　　　　　　　　　决明蒽醌甲醚

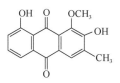

大黄酚　　　　　　　　　　决明蒽醌

黄酮类化合物

一、单项选择题

1. 黄酮类化合物按其基本母核分成许多类型,在这些类型中, 有一类的三碳链部分结构不成环, 这类化合物为（　　）
A. 黄烷醇类　　　　　　B. 查耳酮类
C. 花青素类　　　　　　D. 高异黄酮类
E. 橙酮类

2. 二氯氧锆-枸橼酸反应中, 先显黄色, 加入枸橼酸后颜色显著减退的是（　　）
A. 5-OH 黄酮醇　　　　B. 7-OH 黄酮
C. 5-OH 黄酮　　　　　D. 4′-OH 黄酮醇
E. 7, 4′-二羟基黄酮

3. 二氯氧锆-枸橼酸反应中, 先显黄色, 加入枸橼酸后颜色不减退的是（　　）
A. 5-OH 黄酮醇　　　　B. 7-OH 黄酮
C. 5-OH 黄酮　　　　　D. 4′-OH 黄酮
E. 7, 4′-二羟基黄酮

4. 组成黄酮化合物的基本骨架是（　　）
A. 3C-6C-3C　　　　　B. 6C-3C-6C
C. 6C-6C-3C　　　　　D. 3C-3C-6C
E. 6C-6C-6C

5. 四氢硼钠试剂反应可用于鉴别（　　）

A. 二氢黄酮　　　　　　B. 查耳酮
C. 黄酮醇　　　　　　　D. 异黄酮
E. 花色素

6. 鉴别黄酮类化合物可选用盐酸和（　　）
A. 铝粉　　　　　　　　B. 镁粉
C. 铁粉　　　　　　　　D. 铜粉
E. 铅粉

7. 当药材为果实、花时, 若采用碱溶酸沉法提取黄酮成分时, 选用的碱液为（　　）
A. NaHCO₃　　　　　　B. NH₃·H₂O
C. NaOH　　　　　　　D. Ca（OH）₂
E. Na₂CO₃

8. 芸香糖的分子组成为（　　）
A. 两分子葡萄糖
B. 两分子果糖
C. 两分子鼠李糖
D. 一分子葡萄糖和一分子果糖
E. 一分子葡萄糖和一分子鼠李糖

9. TBA 溶剂系统是指（　　）
A. 正丁醇：乙酸：水
B. 叔丁醇：乙酸：水
C. 三氯甲烷：甲醇：水
D. 正丁醇：乙酸乙酯：水
E. 叔丁醇：乙酸乙酯：水

10. ^{1}H-NMR 中，推断黄酮类化合物类型的主要是依据（　　）

A. B 环 H-3′的特性

B. C 环质子的特征

C. A 环 H-5 的特性

D. A 环 H-7 的特性

E. B 环 H-2′和 H-6′的特性

二、多项选择题

1. 下列化合物的醇溶液，进行盐酸-镁粉试剂检测，可显红色的为（　　）

A. 黄酮　　　　　　　　B. 黄酮醇

C. 二氢黄酮　　　　　　D. 二氢黄酮醇

E. 异黄酮

2. 下列黄酮类化合物具有旋光性的为（　　）

A. 黄酮　　　　　　　　B. 二氢黄酮

C. 二氢黄酮醇　　　　　D. 黄烷-3-醇

E. 查耳酮

3. 芦丁进行酸回流水解后，可以得到的单糖有（　　）

A. 葡萄糖　　　　　　　B. 果糖

C. 阿拉伯糖　　　　　　D. 鼠李糖

E. 核糖

4. 黄酮苷元按结构分类，主要是依据（　　）

A. 三碳链的氧化程度　　B. 是否连接糖链

C. B 环连接位置　　　　D. 来自何种植物

E. 三碳链是否成环

5. 对总黄酮进行纯化和分离，可选用的方法有（　　）

A. 聚酰胺层析法　　　　B. pH 梯度萃取法

C. 铅盐沉淀法　　　　　D. 活性炭吸附法

E. 乙醇沉淀法

三、配伍选择题

[1～5 题共用选项]

A.

B.

C.

D.

E.

1. 黄酮醇类为（　　）

2. 二氢黄酮醇类为（　　）

3. 异黄酮类为（　　）

4. 查耳酮类为（　　）

5. 黄烷醇类为（　　）

[6～10 题共用选项]

A. 芦丁　　　　　　　　B. 大豆素

C. 矢车菊素　　　　　　D. 水飞蓟宾

E. 黄芩素

6. 具有抗菌抗病毒活性的是（　　）

7. 存在于槐米中的黄酮化合物是（　　）

8. 具有保肝作用的黄酮化合物是（　　）

9. 花、叶、果实中呈现颜色的是（　　）

10. 具有雌激素样作用的是（　　）

四、简答题

1. 根据下列条件推导结构（简要写出推导过程）。

从某植物中分离得到一种结晶性成分，其盐酸-镁粉反应和硼氢化钠反应均显紫红色，Molisch 反应为阴性。元素分析确定其分子组成为 $C_{15}H_{12}O_6$，IR 显示有羟基、羰基和芳香环。EI-MS 给出分子离子峰为 288[M]$^+$，同时给出碎片离子峰 179、166、152、136。

^{1}H-NMR 数据如下：2.72（1H, dd, J=17.4, 3.0Hz），3.13（1H, dd, J=17.4, 12.6Hz），5.38（1H, dd, J=12.6, 3.0Hz），5.93（1H, d, J=2.1Hz），5.94（1H, d, J=2.1Hz），6.84（1H, br.s），7.02（2H, br.s）。另外，在 8.02、8.07、9.57、12.17 ppm 处显示有 4 个可交换的质子信号。

（注：^{1}H-NMR 中 d、dd、br.s 分别代表双峰、双双峰和宽单峰）

根据以上数据推测该化合物的结构，并归属该化合物 ^{1}H-NMR 的数据。

2. 试述天然药物化学实验从槐米中提取芦丁的原理、方法和流程，加石灰乳及硼砂的目的。

萜类和挥发油

一、单项选择题

1. 该化合物属于（ ）

A. 双环单萜　　　　　B. 倍半萜
C. 薁类　　　　　　　D. 草酚酮
E. 环烯醚萜

2. 对含油量高的药材,提取其挥发油常用的方法是（ ）

A. 水蒸气蒸馏法　　　B. 浸取法
C. 吸收法　　　　　　D. 压榨法
E. 升华法

3. 区别油脂与挥发油,下列实验较可靠的是（ ）

A. 气味　　　　　　　B. 折光率
C. 颜色　　　　　　　D. 相对密度
E. 油斑试验

4. 下列药材中,不含环烯醚萜成分的是（ ）

A. 玄参　　　　　　　B. 栀子
C. 地黄　　　　　　　D. 龙胆草
E. 甘草

5. 水蒸气蒸馏法适于下述成分的提取,除了（ ）

A. 小分于苯醌　　　　B. 小分子萘醌
C. 小分子香豆素　　　D. 精油
E. 蒽醌类

6. 青蒿素的生物活性为（ ）

A. 抗疟　　　　　　　B. 扩张冠脉
C. 强心　　　　　　　D. 光敏
E. 抗癌

7. 在青蒿素结构中,对抗疟活性起关键作用的基团为（ ）

A. 内酯基　　　　　　B. 醚键
C. 羰基　　　　　　　D. 过氧基
E. 角甲基

8. 分离挥发油中的羰基成分,常采用的试剂为（ ）

A. 异羟肟酸铁试剂　　B. 三氯化铁试剂
C. 高锰酸钾试剂　　　D. 亚硫酸氢钠试剂
E. 香草醛浓硫酸试剂

9. 下列通式中,开链萜烯的分子组成符合的是（ ）

A.（C_nH_n）$_n$　　　　　B.（C_4H_8）$_n$
C. C_nH_n　　　　　　D.（C_5H_8）$_n$

E.（C_6H_8）$_n$

10. 挥发油的最主要成分是（ ）

A. 脂肪族化合物　　　B. 芳香族化合物
C. 倍半萜　　　　　　D. 二萜
E. 单萜、倍半萜及其含氧衍生物

二、多项选择题

1. 下列属于挥发油组成成分的有（ ）

A. 二萜类
B. 苯丙烷类衍生物
C. 单萜
D. 小分子脂肪族化合物
E. 倍半萜

2. 挥发油氧化变质后,一般表现为（ ）

A. 相对密度增加
B. 失去香气
C. 颜色加深
D. 聚合成树脂样物质
E. 不能随水蒸气蒸馏

3. 下列药材中,主要含环烯醚萜成分的有（ ）

A. 玄参　　　　　　　B. 栀子
C. 大黄　　　　　　　D. 龙胆草
E. 甘草

4. 提取挥发油可采用的方法有（ ）

A. 水蒸气蒸馏法　　　B. 吸收法
C. 冷压法　　　　　　D. 浸取法
E. 升华法

5. 下列化合物属于单萜的有（ ）

A. 薄荷醇　　　　　　B. 青蒿素
C. 樟脑　　　　　　　D. 柠檬醛
E. 维生素 A

三、配伍选择题

[1～5 题共用选项]

A. 单萜　　　　　　　B. 二萜
C. 三萜　　　　　　　D. 四萜
E. 多萜

1. 构成苦味质的主要成分是（ ）
2. 构成皂苷的主要成分是（ ）
3. 构成胡萝卜素的主要成分是（ ）
4. 构成橡胶的主要成分是（ ）
5. 构成精油的主要成分是（ ）

[6～10 题共用选项]

A. 植物醇　　　　　　B. 维生素 A
C. 龙胆苦苷　　　　　D. 紫杉醇
E. 冰片

6. 具有抗肿瘤活性,用于治疗卵巢癌的是（ ）
7. 叶绿素水解可得到的成分是（ ）

8. 属于环烯醚萜的化合物是（　　　）

9. 存在于动物体内,特别是鱼肝中含量丰富的成分是（　　　）

10. 化学名称为龙脑的是（　　　）

四、简答题

1. 挥发油与脂肪油的化学组成有何不同？请试述区别二者的实验操作方法。

2. 青蒿素属于哪个类型的化合物？具有何种生物活性？如何增强其活性？

三萜及其苷类

一、单项选择题

1. 有关人参皂苷的叙述，错误的是（　　　）

A. 全植物含皂苷量花蕾＞须根＞主根

B. A 型、B 型苷元是达玛烷型衍生物

C. C 型是齐墩果酸的双糖链苷

D. A 型、B 型有溶血作用，C 型有抗溶血作用

E. A 型在酸水解过程中易转变为人参二醇

2. 用 TLC 分离某酸性皂苷时，为得到良好的分离效果，展开时应使用（　　　）

A. 三氯甲烷-甲醇-水（65：35：10，下层）

B. 乙酸乙酯-乙酸-水（8：2：1）

C. 三氯甲烷-丙酮（95：5）

D. 环己烷-乙酸乙酯（1：1）

E. 苯-丙酮（1：1）

3. 用于三萜皂苷结构研究的方法中,由于皂苷的难挥发性而受到限制的是（　　　）

A. EI-MS　　　　　　B. FD-MS

C. FAB-MS　　　　　D. ESI-MS

E. LD-MS

4. 不属于五环三萜皂苷元的是（　　　）

A. 乌苏酸

B. 齐墩果酸

C. 20（S）-原人参二醇

D. 熊果酸

E. 羽扇豆醇

5. 不属于四环三萜皂苷元结构的是（　　　）

A. 螺甾烷　　　　　B. 羊毛脂甾烷

C. 达玛烷　　　　　D. β-香树脂烷

E. 环阿尔廷烷

6. 精制皂苷时，先将粗皂苷溶于甲醇或乙醇，然后使皂苷析出，可加入的溶剂是（　　　）

A. 酸　　　　　　　B. 水

C. 正丁醇　　　　　D. 丙酮

E. 乙醚-丙酮（1：1）

7. 下列方法中常用于检识三萜类化合物的显色反应是（　　　）

A. 盐酸-镁粉反应

B. Molish 反应

C. 乙酸酐-浓硫酸反应

D. 三氯化铝反应

E. Keller-Kiliani 反应

8. 应用 ^{13}C-NMR 谱鉴别齐墩果酸和乌苏酸可依据二者结构中的（　　　）

A. 季碳数不同　　　　B. 双键数不同

C. 角甲基数不同　　　D. 羟基数不同

E. 羧基数不同

9. 属于达玛烷衍生物的是（　　　）

A. 猪苓酸 A　　　　B. 薯蓣皂苷

C. 熊果酸　　　　　D. 人参二醇

E. 甘草酸

10. 下列成分的水溶液振摇后能产生大量持久性泡沫，并不因加热而消失的是（　　　）

A. 蛋白质　　　　　B. 黄酮苷

C. 蒽醌苷　　　　　D. 皂苷

E. 生物碱

11. 分段沉淀法分离皂苷是利用总皂苷中各皂苷（　　　）

A. 在甲醇中溶解度不同

B. 极性不同

C. 酸性强弱不同

D. 易溶于乙醇的性质

E. 难溶于石油醚的性质

12. 不符合 β-香树脂烷结构特点的是（　　　）

A. 属于三萜

B. C23、C24 连接在 C4 上

C. C29、C30 连接在 C20 上

D. A、B、C、D、E 环都是六元环

E. C29、C30 分别连接在 C19、C20 上

13. Liebermann-Burchard 反应所使用的试剂是（　　　）

A. 三氯甲烷-浓硫酸　　B. 冰醋酸-乙酰氯

C. 五氯化锑　　　　　　D. 三氯乙酸

E. 乙酸酐-浓硫酸

14. 区别三萜皂苷与甾体皂苷的反应（　　　）

A. 3,5-二硝基苯甲酸反应

B. 三氯化铁-冰醋酸反应

C. α-萘酚-浓硫酸反应

D. 20%三氯乙酸反应

E. 盐酸-镁粉反应

15. 从水液中萃取皂苷最好用（　　　）

A. 丙酮　　　　　　　B. 乙醚

C. 乙酸乙酯　　　　　D. 正丁醇

E. 甲醇

16. 制剂时皂苷不适宜的剂型是（　　　）

A. 片剂　　　　　　　　B. 糖浆剂

C. 合剂　　　　　　　　D. 注射剂

E. 冲剂

17. 下列皂苷中具有甜味的是（　　　）

A. 人参皂苷　　　　　　B. 甘草皂苷

C. 柴胡皂苷　　　　　　D. 知母皂苷

E. 桔梗皂苷

18. 不符合皂苷通性的是（　　　　）

A. 大多为白色结晶

B. 味苦而辛辣

C. 对黏膜有刺激性

D. 振摇后能产生泡沫

E. 大多数有溶血作用

二、简答题

1. 为什么含有皂苷的天然药物一般不能制成注射剂？为什么含人参皂苷能制成注射剂？

2. 写出提取三萜总皂苷的通法。

3. 简述三萜皂苷的几种水解方法。

4. 对于极性较大的三萜皂苷,常运用哪几种分离方法？

甾体及其苷类

一、单项选择题

1. 甲型和乙型强心苷结构的主要区别点是（　　　）

A. A/B 环稠和方式不同

B. C/D 环稠和方式不同

C. 糖链连接位置不同

D. 内酯环连接位置不同

E. C17 不饱和内酯环不同

2. Ⅱ型强心苷水解时，常用酸的浓度为（　　　）

A. 3%～5%　　　　　　B. 6%～10%

C. 20%　　　　　　　　D. 30%～50%

E. 80%以上

3. 区别原薯蓣皂苷与薯蓣皂苷的方法是（　　　）

A. 1%香草醛-浓硫酸　　B. 三氯化铁-冰醋酸

C. 乙酸酐-浓硫酸　　　D. α-萘酚-浓硫酸

E. 盐酸-对二甲氨基苯甲醛

4. 区别甾体皂苷元 C25 位构型，可根据 IR 光谱中的（　　　）

A. B 带＞C 带　　　　　B. A 带＞B 带

C. D 带＞A 带　　　　　D. C 带＞D 带

E. A 带＞C 带

5. 甾体皂苷与浓硫酸反应后,其螺缩酮结构可出

现最大吸收峰的波长是（　　　）

A. 235nm　　　　　　　B. 270nm

C. 310nm　　　　　　　D. 349nm

E. 415nm

6. 溶剂沉淀法分离皂苷是利用总皂苷中各皂苷（　　　）

A. 酸性强弱不同

B. 在乙醇中溶解度不同

C. 极性不同

D. 难溶于石油醚的性质

E. 分子量大小的差异

7. 可以作为皂苷纸色谱显色剂的是（　　　）

A. 乙酸酐-浓硫酸试剂

B. 香草醛-浓硫酸试剂

C. 三氯化铁-冰醋酸试剂

D. 三氯乙酸试剂

E. α-萘酚-浓硫酸试剂

8. 强心苷 α、β 不饱和内酯环与活性次甲基试剂的反应溶液是（　　　）

A. 酸水　　　　　　　　B. 碱水

C. 水　　　　　　　　　D. 酸性醇

E. 碱性醇

9. Liebermann-Burchard 反应所使用的试剂是（　　　）

A. 三氯甲烷-浓硫酸　　B. 三氯乙酸

C. 香草醛-浓硫酸　　　D. 乙酸酐-浓硫酸

E. 盐酸-对二甲氨基苯甲醛

10. 从水溶液中萃取皂苷类最好用（　　　）

A. 氯仿　　　　　　　　B. 丙酮

C. 正丁醇　　　　　　　D. 乙醚

E. 乙醇

11. 不能区别甲型和乙型强心苷的反应有（　　　）

A. 碱性苦味酸（Baljet）反应

B. 3, 5-二硝基苯甲酸（Kedde）反应

C. 亚硝酰铁氰化钠（Legal）反应

D. 间二硝基苯（Raymond）反应

E. 三氯化铁-冰醋酸（Keller-Kiliani）反应

12. 在含有强心苷的植物中大多存在水解（　　　）的酶

A. D-洋地黄糖　　　　　B. D-洋地黄毒糖

C. D-葡萄糖　　　　　　D. L-鼠李糖

E. L-黄花夹竹桃糖

13. 3，5-二硝基苯甲酸反应呈阳性，Keller-Kiliani 反应呈阴性的是（　　　）

A. 毛花苷 C　　　　　　B. 毛花苷 B

C. 毛花苷 A　　　　　　D. 狄高辛

E. 铃兰毒苷

14. 水解强心苷不使苷元发生变化,可用( )
A. 0.02～0.05mol/L 盐酸
B. 氢氧化钠/水
C. 3%～5%盐酸
D. 碳酸氢钠/水
E. 氢氧化钠/乙醇

15. 可用于分离螺甾烷甾体皂苷和呋甾烷皂苷的方法是( )
A. 乙醇沉淀法
B. pH 梯度萃取法
C. 乙酸铅沉淀法
D. 明胶沉淀法
E. 胆甾醇沉淀法

16. 有关薯蓣皂苷叙述错误的是( )
A. 与三氯乙酸试剂显红色,此反应不能用于纸色谱显色
B. 属于中性皂苷
C. 可溶于甲醇、乙醇
D. 其苷元是合成甾体激素的重要原料
E. 属于单糖链苷、三糖苷

17. 有关螺甾醇型甾体皂苷元的错误论述是( )
A. 27 个碳原子
B. C22 为螺原子
C. E 环是呋喃环,F 环是吡喃环
D. 六个环组成
E. D、E 环为螺缩酮形式连接

18. 甾体皂苷元 C25 甲基绝对构型为 *D* 型,命名时冠以( )
A. 25（*S*）
B. 25*L*
C. *Neo*
D. *iso*
E. *β*-取向

19. 用于区别甲型和乙型强心苷的反应是( )
A. 乙酸酐-浓硫酸反应
B. 亚硝酰铁氰化钠反应
C. 香草醛-浓硫酸反应
D. 三氯乙酸反应
E. 三氯化铁-冰醋酸反应

20. 只对游离 2-去氧糖呈阳性反应的是( )
A. 香草醛-浓硫酸反应
B. 三氯乙酸反应
C. 亚硝酰铁氰化钠反应
D. 3,5-二硝基苯甲酸反应
E. 三氯化铁-冰醋酸反应

二、简答题

1. 如何用 IR 区分甾体皂苷中的 C25 的构型?
2. 写出分离螺甾烷醇型皂苷与呋甾烷醇型皂苷的流程。

3. 甾体皂苷的基本结构是什么?可分为几种类型?各自结构有何特征?
4. 皂苷溶血作用的原因及表示方法是什么?含有皂苷的药物临床应用时应注意什么?

生 物 碱

一、单项选择题

1. 碱性最强的生物碱类型为( )
A. 酰胺生物碱
B. 叔胺生物碱
C. 仲胺生物碱
D. 季铵生物碱
E. 两性生物碱

2. 下列生物碱中碱性最强的为( )
A. 苯丙醇胺
B. 麻黄碱
C. 伪麻黄碱
D. 胡椒碱
E. 东莨菪碱

3. 下列生物碱碱性最强的是( )
A. 莨菪碱
B. 东莨菪碱
C. 山莨菪碱
D. *N*-去甲莨菪碱
E. 樟柳碱

4. 不含盐酸小檗碱的植物是( )
A. 延胡索
B. 三棵针
C. 黄连
D. 黄柏
E. 唐松草

5. 可溶于水的生物碱是( )
A. 麻黄碱
B. 莨菪碱
C. 粉防己碱
D. 胡椒碱
E. 四氢帕马丁

6. 麻黄碱中氮原子的杂化方式为( )
A. sp3
B. sp2
C. sp
D. 不等性 sp3
E. 不等性 sp2

7. 生物碱沉淀反应的条件是( )
A. 酸性水溶液
B. 碱性水溶液
C. 中性水溶液
D. 盐水溶液
E. 醇溶液

8. 碘化铋钾反应生成沉淀的颜色为( )
A. 白色
B. 黑色
C. 棕色
D. 橘红色
E. 蓝色

9. 不能与生物碱沉淀试剂产生沉淀的是( )
A. 生物碱
B. 多糖
C. 多肽
D. 蛋白质
E. 鞣质

10. 有一定碱性的生物碱的提取可用( )
A. pH 为 11 的水
B. pH 为 10 的水
C. pH 为 9 的水
D. pH 为 8 的水

E. pH 为 1 的水

二、多项选择题

1. 生物碱分子结构与其碱性强弱的关系,叙述正确的是（　　）
A. 氮原子价电子的 p 电子成分比例越大，碱性越强
B. 氮原子附近有吸电子基因则使碱性增强
C. 酰胺状态氮原子碱性极弱
D. 生物碱的立体结构有利于氮原子接受质子，则其碱性增强
E. 氮原子附近取代基团不利于其共轭酸中的质子形成氢键缔合，则碱性强

2. 鉴别麻黄生物碱可选用（　　）
A. Molish 反应
B. 二硫化碳-硫酸铜反应
C. Vitali 反应
D. 漂白粉显色反应
E. 铜络盐反应

3. 小檗碱（　　）
A. 是原小檗碱型异喹啉衍生物
B. 可溶于三氯甲烷
C. 盐酸盐可与丙酮发生加成反应生成黄色结晶
D. 其硫酸盐在水中的溶解度很小
E. 有降压平喘作用

4. 检识莨菪碱阳性的反应有（　　）
A. Kedde 反应
B. 氯化汞沉淀反应
C. Vitali 反应
D. 三氯化锑反应
E. 过碘酸氧化乙酰丙酮缩合反应

5. 属于喹诺里西啶类生物碱的是（　　）
A. 粉防己碱　　　　　B. 乌头碱
C. 苦参碱　　　　　　D. 汉防己乙素
E. 氧化苦参碱

三、配伍选择题

[1～5 题共用选项]
A. 莨菪碱　　　　　　B. 槟榔碱
C. 小檗碱　　　　　　D. 吴茱萸碱
E. 麻黄碱

1. 属于有机胺类生物碱的是（　　）
2. 属于莨菪烷类生物碱的是（　　）
3. 属于吡啶类生物碱的是（　　）
4. 属于异喹啉类生物碱的是（　　）
5. 属于吲哚类生物碱的是（　　）

[6～10 题共用选项]
A. 小檗碱　　　　　　B. 粉防己碱
C. 硫酸莨菪碱　　　　D. 山莨菪碱
E. 麻黄碱

6. 属于生物碱盐的是（　　）
7. 属于酚性生物碱的是（　　）
8. 属于季铵碱的是（　　）
9. 属于挥发性生物碱的是（　　）
10. 属于两性生物碱的是（　　）

[11～15 题共用选项]
A. 小檗碱　　　　　　B. 麻黄碱
C. 伪麻黄碱　　　　　D. 东莨菪碱
E. 山莨菪碱

11. 其共轭酸的分子内氢键稳定的是（　　）
12. 其草酸盐不溶于水的是（　　）
13. 其分子结构中具有氧环的是（　　）
14. 其盐酸盐在冷水中溶解度小的是（　　）
15. 其盐酸盐加入氢氧化钠后，滴加丙酮，生成黄色结晶的是（　　）

[16～20 题共用选项]
A. 吗啡　　　　　　　B. 小檗碱
C. 莨菪碱　　　　　　D. 麻黄碱
E. 苦参碱

16. 可用雷氏铵盐沉淀法分离的是（　　）
17. 在酸性或碱性溶液中加热易于消旋化的是（　　）
18. 可用酚羟基性质进行分离的是（　　）
19. 具有内酰胺结构，在加热条件下皂化开环生成溶于水的羧酸盐而进行分离的是（　　）
20. 可用水蒸气蒸馏法提取的是（　　）

四、简答题

1. 莨菪碱、山莨菪碱、东莨菪碱、樟柳碱均为莨菪烷类生物碱，回答下列问题：
（1）比较四者的碱性大小，并说明为什么。
（2）四者的溶解性是怎样的？
（3）莨菪碱和阿托品是何关系？二者转化的条件是什么？写出由莨菪碱转化为阿托品的反应式。

2. 乌头中具有毒性的生物碱有哪几种？从化学成分角度说明为什么乌头炮制后毒性变小？

参 考 答 案

总 论

一、单项选择题

1. B　2. D　3. D　4. A　5. D　6. E　7. B　8. C
9. E　10. B　11. B　12. D

二、多项选择题

1. ACE　2. ABDE　3. ADE　4. BE　5. ABD

三、配伍选择题

[1～7] 1. E　2. D　3. C　4. A　5. B　6. G　7. FH
[8～12] 8. D　9. C　10. A　11. B　12. E

四、简答题

1. ①溶剂提取法：利用溶剂把天然药物中所需要的成分溶解出来，而对其他成分不溶解或少溶解。②水蒸气蒸馏法：利用某些化学成分具有挥发性，能随水蒸气蒸馏而不被破坏的性质。③升华法：利用某些化合物具有升华的性质。

2. 两相溶剂萃取法利用混合物中各成分在两相互不相溶的溶剂中分配系数不同而达到分离的目的。
在实际工作中，在水提取液中多数有效成分是亲脂的，多选用亲脂性有机溶剂，如苯、三氯甲烷、乙醚等，进行液-液萃取。若有效成分是偏于亲水性的则改用弱亲脂性溶剂，如乙酸乙酯、正丁醇等，也可采用三氯甲烷或乙醚加适量乙醇或甲醇的混合剂。
萃取操作时应注意：①水提取液的相对密度最好是 1.1～1.2。②溶剂与水提取液应保持一定量比例。第一次用量为水提取液的 1/3～1/2，以后用量为水提取液的 1/6～1/4。③一般萃取 3～4 次即可。④用三氯甲烷萃取，应避免乳化，可采用旋转混合，改用三氯甲烷-乙醚混合溶剂等。
若已发生乳化，应采取破乳措施。轻度乳化可用金属丝在乳化层中搅动；将乳化层抽滤；将乳化层加热或冷冻，分出乳化层更换新的溶剂；加入食盐以饱和水溶液或滴入数滴戊醇增加其表面张力，使乳化层破坏。

糖 和 苷 类

一、单项选择题

1. B　2. C　3. B　4. D　5. C　6. B　7. D　8. C

---

9. C　10. B

二、多项选择题

1. ABD　2. BDE　3. ABDE　4. ABC　5. BCD

三、配伍选择题

[1～5]　1. C　2. D　3. A　4. B　5. E
[6～8]　6. B　7. C　8. D
[9～10]　9. D　10. B

四、简答题

1. 苷键裂解有以下几种分类。按裂解的程度可分为全裂解和部分裂解；按所用的方法可分为均相裂解和双相裂解；按照所用催化剂的不同可分为酸催化裂解、乙酰化反应、碱催化水解和 β-消除反应、酶催化水解和过碘酸裂解等。

（1）酸催化裂解：苷键为缩醛结构，对酸不稳定，对碱较稳定，易被酸催化裂解。反应机制是苷键原子先被质子化，然后苷键断裂形成糖基正离子或半椅式的中间体，该中间体再与水结合形成糖，并释放催化质子。

（2）乙酰化反应：乙酰化反应可开裂部分苷键，所得产物为单糖、低聚糖及苷元的酰化物，增加了产物的脂溶性，有利于提纯、精制和鉴定。乙酰化反应易使糖端基发生异构化。

（3）碱催化水解和 β-消除反应：通常苷键对碱稳定，不易被碱水解。而酯苷、酚苷、与羰基共轭的烯醇、苷键 β 位有吸电子基团的苷易被碱水解。
β-消除反应：苷键 β 位有吸电子基团可使 α 位氢活化，有利于 OH 的进攻，因此可与苷键发生消除反应而开裂苷键。

（4）酶催化水解：反应条件温和、专属性高、能够获得原苷元等。这种不论分子的大小、结构、形状如何，只要存在某种苷键就用某种酶酶解，专属性非常强。

（5）过碘酸裂解（Smith 降解法）：反应条件温和、易得到原苷元；可通过产物推测糖的种类、糖与糖的连接方式及氧环大小。

2. 首先要考虑的问题是抑制水解酶的活性，以免苷类水解。因为在植物体内，苷类常与水解苷类的酶共存，所以在提取时，必须抑制酶的活性，常用的方法是在中药中加入 $CaCO_3$，用甲醇、乙醇或沸水提取，同时提取过程中要尽量勿与酸或碱接触，以免苷类水解，如不注意，则往往得到的就不是原生苷。

苯 丙 素 类

一、单项选择题

1. D　2. A　3. D　4. B　5. A　6. A　7. B　8. C
9. A　10. E

二、多项选择题

1. ABDE　2. AC　3. ABDE　4. BDE　5. BCD

三、配伍选择题

[1~5]　1. D　2. B　3. A　4. C　5. E
[6~10]　6. A　7. C　8. E　9. B　10. D

四、简答题

1. 香豆素具有内酯结构,在碱性条件下能开环成盐,由脂溶性成分变为水溶性成分,从而与其他脂溶性成分相分离,加酸后又环合成香豆素,转变为脂溶性成分不溶于水而沉淀析出。
提取时的注意事项:条件的控制,如温度、时间、光照、加碱的浓度等。
2. 香豆素类成分多有下列特性:①异羟肟酸铁反应呈阳性。②酚羟基反应多呈阳性:如 $FeCl_3$ 试剂反应。Gibbs 试剂及 Emerson 试剂反应。③荧光:一般具有蓝色或蓝绿色荧光。天然药物中含有的香豆素类成分可用上法检测。

醌类化合物

一、单项选择题

1. A　2. B　3. B　4. A　5. C　6. B　7. E　8. B
9. A　10. D

二、多项选择题

1. ABDE　2. BCE　3. ABC　4. BCD　5. ABD

三、配伍选择题

[1~5]　1. B　2. E　3. A　4. C　5. D
[6~10]　6. D　7. C　8. A　9. E　10. B

四、简答题

1. ①羧基取代的蒽醌类化合物呈强酸性。②β-羟基蒽醌的酸性强于 α-羟基蒽醌。③酚羟基数目增多,酸性增强,但与羟基所处的位置有关。
强弱顺序:含 COOH>含 2 个 β-OH>含 1 个 β-OH>含 2 个 α-OH>含 1 个 α-OH
2. 萱草根中醌类化合物分离流程图如下。

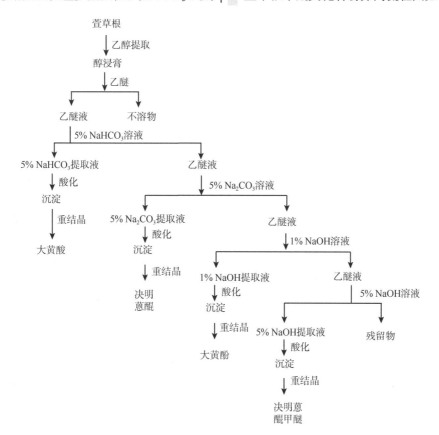

黄酮类化合物

一、单项选择题

1. B　2. C　3. A　4. B　5. A　6. B　7. D　8. E
9. B　10. B

二、多项选择题

1. ABCD　2. BCD　3. AD　4. ACE　5. ABCD

三、配伍选择题

[1~5]　1. D　2. C　3. A　4. E　5. B
[6~10]　6. E　7. A　8. D　9. C　10. B

四、简答题

1. 该化合物结构为

推导过程如下。

（1）盐酸-镁粉反应（+）：黄酮（醇）、二氢黄酮（醇）类化合物。

硼氢化钠反应（+）：二氢黄酮（醇）类化合物。

Molish 反应（－）：苷元。

以上推断出该化合物为二氢黄酮（醇）类成分。

（2）^{1}H-NMR：2.72（1H，dd，J=17.4，3.0Hz）、3.13（1H，dd，J=17.4，12.6Hz）和 5.38（1H，dd，J=12.6，3.0Hz）三组质子信号为二氢黄酮 C 环上特征质子信号。

说明该化合物母核如下：

（3）由分子式 $C_{15}H_{12}O_6$，可知该化合物结构中不饱和度为 10，说明分子中除了二氢黄酮母核以外不存在其他不饱和结构。

^{1}H-NMR：8.02、8.07、9.57、12.17 ppm——分子中有 4 个—OH。

12.17（1H，s，OH）——5-OH、9.57（1H，s，OH）——7-OH

EI-MS：288[M]$^+$，152、136——A、B 环上分别有 2 个—OH 取代

（4）^{1}H-NMR：

5.93（1H，d，J=2.1Hz），5.94（1H，d，J=2.1Hz）

——5，7-二羟基黄酮

6.84（1H，br.s），7.02（2H，br.s）——B 环存在对称结构

由此推测可能结构有如下两种：

（5）进一步比较 B 环上质子 6.84（1H，br.s）和 7.02（2H，br.s）的化学位移，推断该化合物结构式及 ^{1}H-NMR 信号归属如下：

2.

（1）原理：芦丁为黄酮苷类成分，分子中具有酚羟基，显酸性，可溶于碱性水溶液。

（2）方法：碱溶酸沉法。

（3）槐米加沸水（约 6 倍量），加硼砂，并用石灰乳调 pH 至 9~10，在此 pH 下微沸 20~30 分钟，趁热抽滤，残渣再加沸水（约 4 倍量）提取一次，用石灰乳调节并维持 pH 为 8~9，趁热抽滤。合并滤液，60~70℃下用浓盐酸调 pH 至 2~3，搅匀后静置 24 小时，抽滤。水洗沉淀至中性，干燥后的芦丁粗品，用沸水重结晶，干燥后得芦丁纯品。

（4）加石灰乳的目的：碱液使芦丁成盐，便于提取。同时能够使果胶、黏液质等水溶性杂质生成钙盐沉淀，不被溶出，利于芦丁纯化。

（5）加硼砂的目的：保护邻二酚羟基。

萜类和挥发油

一、单项选择题

1. E　2. D　3. E　4. E　5. E　6. A　7. D　8. D
9. D　10. E

二、多项选择题

1. BCDE　2. ABCDE　3. ABD　4. ABCD
5. ACD

三、配伍选择题

[1~5]　1. B　2. C　3. D　4. E　5. A

[6~10] 6. D 7. A 8. C 9. B 10. E

四、简答题

1. 挥发油为一种混合物，其组分较为复杂，主要为单萜、倍半萜和它们的含氧衍生物、脂肪族成分、芳香族成分和其他成分构成。脂肪油由甘油三酯构成。用油斑实验区别。

2. 青蒿素属于倍半萜内酯类化合物，具有抗疟的生物活性，需保留分子中的过氧基，将内酯环的羰基还原成羟基，可增强其抗疟活性，另可制成各种衍生物改善其稳定性或溶解性。

三萜及其苷类

一、单项选择题

1. D 2. B 3. A 4. C 5. D 6. E 7. B 8. A
9. D 10. D 11. B 12. E 13. E 14. A 15. D
16. D 17. B 18. E

二、简答题

1. 多数皂苷能与胆甾醇结合形成不溶性的分子复合物，破坏红细胞产生溶血作用，故含有皂苷的天然药物一般不能制成注射剂；但并不是所有的皂苷都能破坏红细胞而产生溶血作用，人参皂苷的结构可以分为人参二醇——A 型，人参三醇——B 型，齐墩果酸——C 型；A 型和 B 型是达玛烷型和四环三萜型，C 型是五环三萜型，它是不与胆甾醇结合的萜类，不会产生溶血，故能制成注射剂。

2. 提取：三萜总皂苷常用醇类溶剂提取。分离：提取液减压浓缩后，加适量水，先用亲脂性溶剂石油醚等萃取以除去亲脂性杂质，然后用正丁醇萃取，减压蒸干，通过大孔吸附树脂先用少量水洗去糖和其他水溶性成分，后改用 30%～80%甲醇或乙醇梯度洗脱，洗脱液减压蒸干，得粗制总三萜皂苷。

3. 三萜皂苷的水解法：①酸催化水解；②酶催化水解；③氧化开裂法（Smith 降解法）。

4. 对于极性较大的三萜皂苷常用的分离法有溶剂萃取法、大孔树脂层析法、硅胶分配柱色谱法。

甾体及其苷类

一、单项选择题

1. E 2. A 3. D 4. A 5. B 6. C 7. E 8. E
9. D 10. C 11. C 12. B 13. E 14. A 15. C
16. A 17. D 18. B 19. B 20. E

二、简答题

1. 螺甾烷和异螺甾烷含有螺缩酮结构，会在 980（A 带）、920（B 带）、900（C 带）和 860（D 带）cm^{-1} 处存在 4 个特征吸收谱带。C25（S）：吸收强度 B 带＞C 带。C25（R）：吸收强度 B 带＜C 带。

2. 含有螺甾烷醇型皂苷与呋甾烷醇型皂苷的乙醇液，加入胆甾醇乙醇液，充分混匀，过滤出沉淀，滤液中主要含有呋甾烷醇型皂苷，沉淀用石油醚洗涤，不溶物为螺甾烷醇型皂苷。

3. ①甾体皂苷的结构：由甾体皂苷元和糖连接而成。甾体皂苷元由 27 个碳原子组成，共有 A、B、C、D、E、F 六个环，E 环与 F 环以螺缩酮形式连接，共同组成螺甾烷。②依据螺甾烷结构中 F 环的环合状态，可将其分为螺甾烷醇类、异螺甾烷醇类及呋甾烷醇类和变形螺甾烷醇类。③各结构特征如下，螺甾烷醇类：25 位的甲基以 a 键存在；异螺甾烷醇类 25 位的甲基以 e 键存在；呋甾烷醇类没有 F 环；变形螺甾烷醇类 F 环以五元四氢呋喃环存在。

4. 皂苷溶血作用的原因：皂苷与胆甾醇结合生成不溶性分子复合物，破坏红细胞的渗透性使其发生崩解。表示方法：用溶血指数表示，指在一定条件（等渗、缓冲、恒温）下能使同一动物来源的血液中红细胞完全溶解的最低浓度。含有皂苷的药物临床应用要注意：首先，溶血作用的有无与分子结构中皂苷元有关，如人参中皂苷没有溶血现象，但是经过分离后的以人参三醇及齐墩果酸为苷元的人参皂苷却有显著的溶血作用，而以人参二醇为苷元的人参皂苷则有抗溶血作用。其次，皂苷的溶血作用的强弱和糖部分有关，单糖链皂苷作用显著，某些双糖链皂苷则无溶血作用，但经酶转化成单糖链皂苷后便有了溶血作用。

生 物 碱

一、单项选择题

1. D 2. C 3. A 4. A 5. A 6. D 7. A 8. D
9. B 10. E

二、多项选择题

1. ACD 2. BE 3. AC 4. BC 5. CE

三、配伍选择题

[1~5] 1. E 2. A 3. B 4. C 5. D
[6~10] 6. C 7. B 8. A 9. E 10. B
[11~15] 11. C 12. B 13. D 14. A 15. A

[16～20]　16. B　17. C　18. A　19. E　20. D

四、简答题

1.（1）莨菪碱＞山莨菪碱＞东莨菪碱≈樟柳碱。这几种生物碱由于氮原子周围化学环境、立体效应等因素不同，使得它们的碱性强弱有较大差异。东莨菪碱和樟柳碱由于 6、7 位氧环立体效应和诱导效应的影响，碱性较弱；莨菪碱无立体效应障碍，碱性较强；山莨菪碱分子中 6 位羟基的立体效应影响较东莨菪碱小，故其碱性介于莨菪碱和东莨菪碱之间。

（2）莨菪碱亲脂性较强，易溶于乙醇、三氯甲烷，可溶于四氯化碳、苯，难溶于水。东莨菪碱有较强的亲水性，可溶于水，易溶于乙醇、丙酮、乙醚、三氯甲烷等溶剂，难溶于苯、四氯化碳等强亲脂性溶剂。樟柳碱的溶解性与东莨菪碱相似，也具较强的亲水性。山莨菪碱由于多一个羟基，亲脂性较莨菪碱弱，能溶于水和乙醇。

（3）阿托品是莨菪碱的外消旋体。莨菪碱在酸碱接触下或加热，可通过烯醇化起外消旋作用而成为阿托品。

（R = 莨菪醇部分）

2. 乌头中具有毒性的生物碱主要有乌头碱、次乌头碱、美沙乌头碱等，为双酯型生物碱。若将双酯型生物碱在碱水中加热，或将乌头直接浸泡于水中加热，或不加热在水中长时间浸泡，都可水解酯基，生成单酯型生物碱或无酯键的醇胺型生物碱，则无毒性，如乌头碱水解后生成的单酯型生物碱为乌头次碱、无酯键的醇胺型生物碱为乌头原碱。单酯型生物碱的毒性小于双酯型生物碱，而醇胺型生物碱几乎无毒性，但它们均不减低原双酯型生物碱的疗效。

附 录

附录一 常用检测试剂的配制与应用

（一）通用试剂

1. 重铬酸钾-硫酸试剂，检查一般有机化合物。

5g 重铬酸钾溶于 100ml 40%硫酸溶液中。喷该试剂后，于150℃加热至斑点出现（不同化合物呈不同颜色）。

2. 碘试剂，检查一般有机化合物。

（1）碘蒸气：预先将盛有碘结晶的小杯置于密闭的玻璃容器内，使容器空间被碘蒸气饱和，将薄层板置于容器内数分钟即显棕色斑点。有时，于容器中加放一小杯水，增加容器内的湿度，可提高显色的灵敏度。

（2）0.5%碘的三氯甲烷溶液：喷洒该试剂，置空气中待过量的碘挥发后，喷 1%淀粉溶液，斑点由棕色转为蓝色。

3. 硫酸试剂，检查一般有机化合物。

5%硫酸乙醇溶液是常见的薄层色谱显色剂。喷洒后，置空气中干燥 15 分钟，于100℃烤至斑点呈色（不同化合物呈不同颜色）。

4. 磷钼酸试剂，检查还原性成分。

5%磷钼酸乙醇溶液。喷洒后，于120℃加热，还原性物质呈蓝色斑点。

5. 磷钨酸试剂，检查还原性成分。

20%磷钨酸乙醇溶液。喷洒后，于 120℃加热，还原性物质呈蓝色斑点。

6. 硝酸银-氢氧化铵试剂，检查还原性成分。

溶液Ⅰ：0.1mol/L 硝酸银溶液。溶液Ⅱ：10%氢氧化钠溶液，临用前溶液Ⅰ和Ⅱ以 1∶5 混合。喷洒后于105℃加热 5～10 分钟，至深黑色斑点出现。

7. 中性高锰酸钾试剂，检查易还原性成分。

0.05%高锰酸钾溶液。喷洒后粉红色背景上显黄色斑点。

8. 碱性高锰酸钾试剂，检查还原性成分。

溶液Ⅰ：1%高锰酸钾溶液。溶液Ⅱ：5%碳酸钠溶液。溶液Ⅰ和Ⅱ等量混合使用，喷洒后，粉红色背景上显黄色斑点。

9. 四唑蓝试剂，检查还原性成分。

溶液Ⅰ：0.5%四唑蓝甲醇溶液。溶液Ⅱ：25%氢氧化钠溶液。临用前两液等量混合。喷洒后，微热或室温放置显紫色斑点。

10. 荧光素-溴试剂，检查不饱和化合物。

溶液Ⅰ：0.1g 荧光素溶于 100ml 乙醇中。溶液Ⅱ：5g 溴溶于 100ml 四氯化碳中。先喷洒溶液Ⅰ，然后将薄层板放入盛有溶液Ⅱ的缸内，黄色斑点出现后，于紫外光灯下检视，红色底板上显黄色荧光斑点。

（二）生物碱鉴定试剂

1. 改良碘化铋钾试剂，为生物碱通用显色剂。

溶液Ⅰ：0.85g 碱式酸铋溶于 10ml 冰醋酸，加水 20ml。溶液Ⅱ：10g 碘化钾溶于 40ml 水中。溶液Ⅰ和Ⅱ混合后，加入 0.6mol/L 盐酸溶液 140ml，摇匀后加水稀释至 700ml，即得改良碘化铋钾溶液。

也可用市售碘化铋钾试剂直接配制：取 2g 碘化铋钾，加冰醋酸 20ml 溶解后加水 50ml，摇匀后加入 0.6mol/L 盐酸溶液 140ml，再加水稀释至 700ml，即得。

取 1ml 样品的酸性水溶液，滴加 1～2 滴试剂，产生橘红色至黄色浑浊或沉淀为阳性反应。作为薄层色谱显色剂，喷洒后呈橘红色斑点为阳性反应。

2. 碘化汞钾试剂，为生物碱通用沉淀试剂。

1.36g 氯化汞和 5g 碘化钾各溶于 20ml 水中，将氯化汞溶液慢慢加入碘化钾溶液，混合后，加水至 100ml。取 1ml 样品的稀酸溶液，加入 1～2 滴试剂，产生类白色沉淀为阳性反应。

3. 碘-碘化钾试剂，为生物碱沉淀剂。

1g 碘及 10g 碘化钾溶于 50g 水中，加 2ml 乙酸，再用水稀释至 100ml。取 1ml 样品稀酸溶液，加入试剂 1～2 滴，产生棕色或红棕色沉淀为阳性反应。

4. 硅钨酸试剂，为生物碱通用沉淀试剂。

1g 硅钨酸溶于 20ml 水中，加 10%盐酸溶液调节 pH 至 2 左右。取 1ml 样品的稀酸溶液，加入 1～2 滴试剂，产生淡黄色或灰白色沉淀为阳性反应。

5. 苦味酸试剂，为生物碱通用沉淀试剂。

苦味酸 1g 溶于 100ml 水中。取 1ml 样品中性溶液，加入试剂 1～2 滴，产生黄色沉淀为阳性反应。

6. 硫酸铈-硫酸试剂，检查生物碱及含碘化合物。

0.1g 硫酸铈悬浮于 4ml 水中，加三氯乙酸 1g，加热至沸，放冷，逐滴加入硫酸直到浑浊消失为止，喷洒试剂后，110℃加热数分钟，呈色（不同生物碱显不同的颜色）。

7. 鞣酸试剂，为生物碱通用沉淀试剂。

鞣酸 1g 用 1ml 乙醇溶解后，加水至 10ml。取 1ml 样品稀酸溶液，加入试剂 1～2 滴，产生白色至棕黄色沉淀为阳性反应。

8. 雷氏铵盐试剂，检查水溶性生物碱。

2%硫氰酸铬铵溶液（临用时配制）。取 1ml 样品的弱酸性水溶液（pH 5～6），加入 1～2 滴试剂，产生红色沉淀为阳性反应。

9. 钒酸钠-硫酸试剂，检查生物碱。

1g 钒酸钠溶于 100ml 硫酸中，喷洒试剂后，呈色（不同生物碱显不同的颜色）。

10. Ehrlich 试剂，检查吡咯、吲哚类生物碱。

1g 对二甲氨基苯甲醛溶于 25ml 36%盐酸溶液和 75ml 甲醇混合溶液中。取 1ml 样品的稀酸溶液，加入数滴试剂，加热，显紫红或青紫色为阳性反应。

（三）糖类鉴定试剂

1. α-萘酚-浓硫酸试剂，检查还原糖。

（1）溶液Ⅰ：10% α-萘酚乙醇溶液。溶液Ⅱ：浓硫酸。取 1ml 样品的稀乙醇溶液或水溶液，加入 2～3 滴溶液Ⅰ，混匀，沿试管壁缓缓加入少量溶液Ⅱ，二液面交界处产生紫红色环为阳性反应。

（2）15% α-萘酚乙醇溶液 21ml、浓硫酸 13ml、乙醇 87ml 及水 8ml 混匀后使用。喷洒于薄层板上，于 100℃加热 3～6 分钟，多数糖显蓝色，鼠李糖显橙色，所显颜色于室温可稳定 2～3 天。

2. 费林试剂，检查还原糖。

溶液Ⅰ：6.93g 结晶硫酸铜溶于 100ml 水中。溶液Ⅱ：34.6g 酒石酸钾钠、10g 氢氧化钠溶于 100ml 水中。取 1ml 样品热水提取液，加入 4～5 滴用时配制的溶液Ⅰ、Ⅱ等量混合液，在沸水浴中加热数分钟，产生砖红色或棕色沉淀为阳性反应。如果要检查多糖和苷，则取 1ml 样品水提液，加入 1ml 10%盐酸溶液，在沸水浴上加热 10 分钟，过滤，用 10%氢氧化钠溶液调至中性，再按上述方法检查还原糖。

3. 氨性硝酸银试剂，检查还原糖。

硝酸银 1g，加水 20ml 溶解，滴加适量氨水，边加边搅拌，至开始产生的沉淀将近全部溶解为止，过滤，取 1ml 样品的水溶液，加入 1ml 试剂，混匀后，40℃微热数分钟，管壁析出银镜或产生黑色沉淀为阳性反应。若作为色谱显色剂，则喷洒后于 110℃加热数分钟，显棕黑色斑点为阳性反应。

4. 茴香醛-硫酸试剂，检查糖类化合物。

硫酸 1ml 加入 50ml 含茴香醛 0.5ml 的乙酸溶液中，临用前配制。喷洒于薄层板上；105℃加热至显示色斑，不同糖显不同颜色。

5. 苯胺-邻苯二甲酸试剂，检查糖类化合物。

苯胺 0.93g 和邻苯二甲酸 1.66g 溶于 100ml 水饱和的正丁醇中。作色谱显色剂用，喷后 105℃烤 5 分钟，显棕褐色斑点。

6. 苯胺-二苯胺-磷酸试剂，检查糖类化合物。

苯胺 4ml、二苯胺 4g 及 85%磷酸溶液 20ml 溶于丙酮 200ml 中。喷洒于薄层板上，85℃加热 10 分钟，不同糖显不同颜色。

7. 2，3，5-三苯基氯化四氮唑（TTC）试剂，检查还原糖。

溶液Ⅰ：4% TTC 甲醇溶液。溶液Ⅱ：4%氢氧化钠溶液。临用时将溶液Ⅰ和Ⅱ等体积混合。喷洒后，100℃加热 5～10 分钟，显红色斑点为阳性反应（醛类无干扰）。

8. 三氯化铁-冰醋酸（KK）试剂，检查 α-去氧糖，常用于强心苷。

溶液Ⅰ：1%三氯化铁溶液 0.5ml，加冰醋酸至 100ml。溶液Ⅱ：浓硫酸。取样品乙醇提取液 1ml，置试管中，水浴上蒸去乙醇，残渣用 0.5ml 溶液Ⅰ溶解，沿试管壁缓缓加入 1ml 溶液Ⅱ，静置分层，上层渐显蓝色或蓝绿色，下层显红色或棕色为阳性反应（其颜色随苷元羟基和双键的位置和个数不同而不同）。

（四）醌类及其衍生物鉴定试剂

1. Bornträger 试剂，检查羟基蒽醌衍生物。

2%氢氧化钠或 2%碳酸钠溶液（或甲醇溶液）。取 1ml 样品的乙醇溶液，加 1ml 该试剂，呈红色为阳性反应。在薄层色谱上喷洒该试剂，显橙黄或红色斑点。黄酮类化合物遇碱也能反应生成黄、橙、红色等。

2. 菲格尔（Feigl）试剂，检查醌类衍生物。

溶液Ⅰ：25%碳酸钠溶液，溶液Ⅱ：4%甲醛的苯溶液。溶液Ⅲ：5%邻二硝基苯的苯溶液，取 1 滴样品的苯溶液，加入上述 3 种试液各 1 滴，混匀，置水浴上加热 1～4 分钟，呈显著的紫色为阳性反应。

3. 硼氢化钠-二甲基甲酰胺试剂，检查蒽醌及其衍生物。

20g 硼氢化钠溶于 100ml 二甲基甲酰胺中，作色谱显色剂用。喷洒试剂后，于紫外光灯下观察，显强的黄、绿或蓝色荧光为阳性反应。

4. 硼酸试剂，检查羟基蒽醌类化合物。

1%硼酸溶液，作色谱显色剂用，喷洒后，置紫外光灯下观察，呈黄、橙、红色荧光为阳性反应。

5. 对亚硝基二甲基苯胺试剂，检查蒽酮类衍生物。

0.1%对亚硝基二甲基苯胺的吡啶溶液。取 1ml 样品的乙醇溶液，置水浴上蒸干。残渣用吡啶溶解，再滴试剂数滴，显紫色或绿色为阳性反应。

6. 活性次甲基试剂，检查苯醌及萘醌类衍生物。

1g 活性次甲基试剂（如丙二酸酯、乙酰乙酸酯等）溶于 30ml 氨与乙醇的等体积混合溶液中，取 5ml 样品的乙醇溶液，加入 3ml 试剂，显蓝、紫或红色为阳性反应，萘醌分子中具羟基，可使反应减慢或不起反应。

（五）内酯、香豆素类鉴定试剂

1. 异羟肟酸铁试剂，检查内酯环。

溶液Ⅰ：7%盐酸羟胺甲醇溶液（新鲜配制）。溶液Ⅱ：10%氢氧化钾甲醇溶液。溶液Ⅲ：1%三氯化铁甲醇溶液。取 1ml 样品的甲醇溶液，加入溶液Ⅰ、Ⅱ各 5 滴，置沸水浴上加热 3～4 分钟，冷却后，用稀盐酸调至 pH 3～4，再加入 1～2 滴溶液Ⅲ，显橙红或紫红色为阳性反应，作色谱显色用，将溶液Ⅰ、Ⅱ等量混合，喷洒后空气中干燥 10 分钟，再喷溶于 1%盐酸中的三氯化铁溶液，显橙红或紫红色斑点。

2. 开环、闭环试剂，检查内酯环。

溶液Ⅰ：1%氢氧化钠溶液。溶液Ⅱ：2%盐酸溶液。取 1ml 样品的乙醇溶液，加 2ml 溶液Ⅰ，置沸水浴上加热 3～4 分钟，溶液比未加热时澄清，再加溶液Ⅱ酸化（pH 2），放置，溶液又变为浑浊。酚性化合物和有机酸有干扰，可蒸干，溶于乙酸乙酯后，用 5%氢氧化钠溶液萃取出酚性及有机酸成分，乙酸乙酯溶液用水洗至中性后按上法检测。

3. 稀氢氧化钠溶液，配合酚类鉴定试剂的检查，以确定游离酚羟基的存在及取代位置。

将检样点于滤纸片或薄层上，试样边缘点上碱液，晾干，置紫外灯光下观察，多数羟基香豆素有强的荧光。

（六）黄酮类鉴定试剂

1. 盐酸-镁粉试剂，检查黄酮（醇）、二氢黄酮（醇）类化合物。

取 1ml 样品的乙醇溶液，加入数毫克镁粉，滴加数滴浓盐酸，必要时水浴上微热，显紫红色为阳性反应。

2. 三氯化铝试剂，检查具有邻二酚羟基或 3-羟基、4-酮基或 5-羟基、4-酮基的黄酮类化合物。

1%三氯化铝乙醇溶液或 5%三氯化铝乙醇溶液。喷洒前、后将薄层板置日光下和紫外光灯下观察，呈黄色或黄绿色荧光为阳性反应，也可在滤纸上或试管中进行。

3. 中性乙酸铅或碱式乙酸铅试剂，检查具有邻二酚羟基或酚羟基的黄酮化合物。

饱和中性乙酸铅或碱式乙酸铅溶液。取 1ml 样品的乙醇溶液，加 1～2 滴试剂，产生黄色沉淀。

4. 锆-枸橼酸试剂，检查具 3-羟基或 5-羟基的黄酮类化合物。

溶液Ⅰ：2%二氯氧锆甲醇溶液。溶液Ⅱ：2%柠檬酸甲醇溶液，取 1mg 样品，用甲醇溶解，加入 1ml 溶液Ⅰ，呈鲜黄色表示有 3-羟基或 5-羟基；再加入 1ml 溶液Ⅱ，黄色不褪，表示有 3-羟基；黄色褪去，加水稀释后变为无色，表示无 3-羟基，但有 5-羟基。也可在滤纸上进行，得到的锆盐络合物多呈黄绿色，并具荧光。

5. 氨性氯化锶试剂，检查具有邻二酚羟基结构的黄酮类化合物。

溶液Ⅰ：1%氯化锶甲醇溶液。溶液Ⅱ：氨蒸气饱和的甲醇溶液，取 1ml 样品的甲醇溶液，加入 3 滴溶液Ⅰ，再加 3 滴溶液Ⅱ，产生绿-棕-黑色沉淀为阳性反应。

6. 乙酸镁试剂，检查黄酮类、二氢黄酮类化合物，以及羟基蒽醌类衍生物。

1%乙酸镁甲醇溶液。在滤纸或薄层板上，点 1 滴样品醇溶液，挥去醇后，点 1 滴试剂于样品斑点边缘，加热干燥，于紫外灯下观察，黄酮类显黄色荧光，二氢黄酮类呈天蓝色荧光。显橙红色为大黄素型蒽醌，显紫色为茜草型蒽醌。

7. 硼氢化钠试剂，检查二氢黄酮类化合物。

2%四氢硼钠的甲醇溶液。取样品 1～2mg 溶于甲醇中，加等量试剂 1 分钟后，加数滴盐酸，呈红-紫红色为阳性反应。薄层色谱上喷试剂，5 分钟后放入盐酸蒸气槽内呈色。

（七）甾体、三萜及皂苷类

1. 三氯化锑试剂，检查甾体、萜类、皂苷。

25g 三氯化锑溶于 75ml 三氯甲烷中。喷后 100℃加热 5 分钟，不同的皂苷元在可见光或紫外光灯下显不同颜色。

2. 三氯乙酸试剂，检查皂苷。

3.3g 三氯乙酸溶于 10ml 乙醇，再加入 1～2 滴 30%过氧化氢溶液。将样品的乙醇溶液滴在滤纸上，加试剂 1 滴，加热至 60℃，生成红色-紫色为甾体皂苷；加热到 100℃始见显色为三萜皂苷。

3. 乙酸酐-浓硫酸（Liebermann-Burchard）试剂，

检查甾体、甾体皂苷、三萜类及强心苷。

取 0.1～0.2mg 样品，置于白瓷反应板上，加入 0.3ml 乙酸酐，使样品溶解，沿边缘滴入浓硫酸，出现红-紫-蓝-绿色，最后褪色为甾体皂苷，三萜皂苷只能呈黄-红-紫等。

4. 香草醛-浓硫酸试剂，检查高级醇类、酚类、甾体、萜类、芳香油。

1g 香草醛溶于 100ml 硫酸中，或 0.5g 香草醛溶于 100ml 硫酸乙醇溶液（硫酸：乙醇=4：1）中。喷洒后，室温、120℃加热观察，显示红、蓝、紫等各种颜色斑点。

（八）强心苷类

1. Kedde 试剂，检查强心苷的 α, β-不饱和内酯环。

2% 3，5-二硝基苯甲酸甲醇溶液与 5%氢氧化钾溶液，用前按 1：1 混合。取 1ml 样品的甲醇溶液，加入 3～4 滴试剂，显红色或紫色为阳性反应，几分钟后褪色。也适用于薄层色谱。

2. 碱性亚硝酰铁氰化钠（Legal）试剂，检查不饱和内酯、甲基酮或活性亚甲基（常用于强心苷）。

溶液Ⅰ：0.5%亚硝酰铁氰化钠乙醇溶液。溶液Ⅱ：10%氢氧化钠溶液。取 1ml 供试液，置水浴上蒸干，冷却后加 1ml 吡啶溶解残渣，加入 4～5 滴溶液Ⅰ和 1～2 滴溶液Ⅱ，溶液显红色并逐渐消失为阳性反应。用于薄层色谱检查，将 1g 亚硝酰铁氰化钠溶于 10%氢氧化钠-乙醇（1：1）的溶液中，喷洒后，显红色或紫色斑点。

3. 碱性苦味酸（Baljet）试剂，检查强心苷的 α, β-不饱和内酯环。

1%苦味酸乙醇溶液 9ml 与 10%氢氧化钠溶液 1ml 混合，临用前配制。用 1ml 样品的乙醇溶液，加入 1 滴试剂，放置 15 分钟左右，显橙红色或红色为阳性反应。

4. 磷酸-溴试剂，检查强心苷。

溶液Ⅰ：10%磷酸乙醇溶液。溶液Ⅱ：溴化钾饱和溶液-溴酸钾饱和溶液-25%盐酸溶液（1：1：1）。用于薄层色谱检查，取溶液Ⅰ喷洒后，125℃加热 12 分钟，紫外光灯下观察。再将薄层板烤热，趁热喷溶液Ⅱ，不同的强心苷显示不同的颜色斑点。

5. 三氯乙酸-氯胺 T 试剂，检查洋地黄毒苷元衍生物和 2，6-去氧糖苷。

25%三氯乙酸乙醇（或三氯甲烷）溶液 4ml 与 3%氯胺 T 溶液 1ml 混匀。喷洒后，100℃加热数分钟，于紫外光灯下观察。洋地黄毒苷元的苷类显黄色荧光，羟基洋地黄毒苷元的苷类显亮蓝色荧光，异羟基洋地黄毒苷元的苷类呈灰蓝色荧光。洋地黄毒糖的苷（2，6-去氧糖苷）在可见光下呈暗蓝色。

（九）酚类、鞣质类

1. 三氯化铁试剂，检查酚类化合物、鞣质。

1%～5%三氯化铁水溶液或乙醇溶液，加盐酸酸化。取 1ml 样品的乙醇溶液，加入试剂 1～2 滴，显绿、蓝绿或暗紫色为阳性反应。作色谱显色剂用，喷洒后，显绿或蓝色斑点为阳性。

2. 4-氨基安替比林-铁氰化钾（Emerson）试剂，检查酚羟基对位无取代基的化合物。

溶液Ⅰ：2% 4-氨基安替比林乙醇溶液。溶液Ⅱ：8%铁氰化钾溶液。作色谱显色剂用先喷洒溶液Ⅰ，再喷洒溶液Ⅱ，用氨气熏，显橙红或深红色斑点为阳性反应。

3. Gibbs 试剂，检查酚羟基对位无取代基的化合物。

溶液Ⅰ：0.5% 2，6-二溴（氯）苯醌亚胺的乙醇溶液。溶液Ⅱ：1%氢氧化钾乙醇溶液。取 1ml 样品的乙醇溶液，滴加溶液Ⅱ，调节 pH 至 9～10，再加入 1～2 滴溶液Ⅰ，显深蓝色为阳性反应。

4. 铁氰化钾-三氯化铁试剂，检查酚类、芳香胺类及还原性物质。

溶液Ⅰ：1%铁氰化钾溶液。溶液Ⅱ：2%三氯化铁溶液。临用前等体积混合。喷洒后酚性成分显蓝色斑点，再喷 20%盐酸，能使颜色加深。纸色谱可用稀盐酸洗去喷洒液。

5. 对甲苯磺酸试剂，检查鞣质、甾体、黄酮类。

20%对甲苯磺酸三氯甲烷溶液。薄层色谱上喷洒试剂后，100℃加热 5 分钟显出不同颜色的斑点。

6. 新鲜石灰水试剂，检查鞣质。

取 1ml 样品的热水提取溶液，加新鲜石灰水上清溶液数滴，产生青灰色沉淀，为可水解鞣质，产生棕或棕红色沉淀为缩合鞣质。

（十）有机酸类

1. 溴酚蓝试剂，检查有机酸。

0.1%溴酚蓝的乙醇溶液，作薄层色谱显色剂，喷洒后，蓝色背景上呈黄色斑点。如不明显，可再喷氨水，然后暴露在盐酸气体中，则为黄色背景上呈蓝色斑点。

2. 芳香胺-还原糖试剂，检查有机酸。

5g 苯胺和 5g 木糖溶于 100ml 50%乙醇中。作薄层色谱显色剂，喷洒试剂后，125～130℃加热至出现棕色斑点。

3. 吖啶试剂，检查有机酸。

0.005%的吖啶乙醇溶液，喷洒试剂后，于紫外光灯下观察，显黄色荧光。

附录二　常用有机溶剂的物理参数和精制方法

1. 甲醇 CH_3OH

分子量 32.04，沸点(bp)64.7℃，相对密度 0.7918，闪点 12℃（开口闪点，OC），爆炸极限 6.0%～36.5%（V/V），介电常数（ε）33.6。

能与水以任意比例互溶，但不形成恒沸混合物。溶于醇类、乙醚、苯及其他有机溶剂，易挥发、燃烧，有毒。可能存在的杂质有水、丙酮、甲醛、乙醇及甲基甲酰胺等。含水量低于 0.5%的甲醇，经重蒸馏去水，含水量低于 0.01%，用分馏法或 4Å 分子筛干燥。

绝对无水甲醇的制备：无水甲醇 3L，分 3 次加入清洁镁片 25g 和碘 4g；油浴加热至沸，待反应缓慢后，再加热回流 2 小时，然后蒸馏即得。杂质的去除：用高锰酸钾法大致测定醛酮含量后，加入过量的盐酸羟胺，回流 4 小时，再重蒸。或将碘的碱性溶液与甲醇共热，使醛、酮氧化成碘仿，然后再用分馏柱精制。

2. 乙醇 CH_3CH_2OH

分子量 46.07，bp 78.5℃，相对密度 0.790，闪点 12℃（OC），爆炸极限 3.3%～19.0%（V/V），介电常数（ε）24.3。

能与水任意比例互溶，溶于醇类、乙醚、苯、石油醚等有机溶剂。与水能形成恒沸混合物，恒沸点 78.17℃，含水 4.47%（W/V）；易挥发、易燃烧。常见的杂质为水、丙酮、甲醛等。

无水乙醇的制备：取 95%乙醇溶液 1000ml，加生石灰 250g，回流 6 小时后，放置过夜，蒸馏，收集 76～78℃的馏分即得无水乙醇，其乙醇含量可达 98.5%～99.5%。

绝对无水乙醇的制备：取无水乙醇 3L，加清洁镁片 15g，分 3 次加入碘 3g，回流 2～4 小时，待镁片全呈粉状后，蒸馏即得 99.95%以上的乙醇。由于乙醇具有强烈的吸水性，操作中必须注意防止吸收空气中的水分。所用仪器应事先于烘箱内干燥，临用时取出。

3. 丙醇 $CH_3CH_2CH_2OH$

分子量 60.09，bp 97.2℃，相对密度 0.804，闪点 15℃（OC），爆炸极限 2.0%～13.7%（V/V），介电常数（ε）20.3。

能与水以任意比例互溶，与醇、醚等有机溶剂互溶。能与水形成恒沸混合物，恒沸点 88℃，含水 28%。易燃烧。主要杂质为水和丙烯醇。

除水方法可参见无水乙醇的制备。加 2.5%琥珀酸乙酯回流 2 小时，重蒸即可除去丙烯醇。

4. 异丙醇 $CH_3CHOHCH_3$

分子量 60.09，bp 82.4℃，相对密度 0.785，闪点 12℃（OC），爆炸极限 2%～12%（V/V），介电常数（ε）19.9。

能与水以任意比例互溶，且能形成含水 12%、沸点为 80℃的恒沸混合物，与醇、醚等有机溶剂互溶，易燃。

一般重蒸即可精制，过多的水分可用 3Å 或 4Å 分子筛或生石灰（参见乙醇）除去；重蒸后的异丙醇用 5Å 分子筛或无水硫酸铜干燥数天，含水量可少于 0.01%，五碳以下的脂肪醇类多可采用此法干燥。

除去过氧化物的方法：每升异丙醇加入 10～15g 氯化亚锡，回流半小时后，再按上法脱水。

5. 正丁醇 $CH_3(CH_2)_2CH_2OH$

分子量 74.12，bp 117.7℃，相对密度 0.8098，闪点 28.8℃（OC），爆炸极限 1.4%～11.3%（V/V），介电常数（ε）17.8。

在 20℃时，100g 水可溶 7.9g 正丁醇；能溶于醇、醚及其他有机溶剂，能形成含水 43%、沸点为 93℃的共沸混合物；易燃，有毒。

所含水分可用无水硫酸镁、生石灰、固体氢氧化钠、无水碳酸钾或分子筛等干燥，然后重蒸即可除去。

6. 正戊醇 $CH_3(CH_2)_3CH_2OH$

分子量 88.13，bp 137.5℃，相对密度 0.8168，闪点 33℃（闭口闪点，CC），爆炸极限 1.2%～10.5%（V/V），介电常数（ε）13.9。

在 20℃时，100g 水可溶 2.7g 正戊醇，易燃，有刺激性恶臭，有毒，能与空气形成爆炸性混合物。所含水分可用无水硫酸钙或碳酸钾干燥，经过滤后，分馏除去。

所含水分和氯化物可用 1%～2%的金属钠经回流 15 小时后，再蒸馏除去。

7. 乙醚 $C_2H_5OC_2H_5$

分子量 74.12，bp 34.5℃，相对密度 0.7134，闪点-45℃（OC），爆炸极限 1.85%～36.5%（V/V），介电常数（ε）4.3。

在 20℃时，100g 水可溶 7.5g 乙醚，与水能形成沸点为 34℃、含水 1%的共沸混合物；可溶于乙醇、三氯甲烷、苯等有机溶剂；15℃时，乙醚中能溶 1.2%的水。极易燃烧、挥发、爆炸，蒸馏时不可蒸干，附近严禁有明火；有麻醉性。

杂质多为水、乙醇、过氧化物、醛等，可用下述方法除去。

（1）每升加硫酸亚铁溶液（硫酸亚铁 6g 与浓硫酸 6ml、水 10ml 配制）5～10ml 或 10%亚硫酸氢钠溶液 50～100ml，置于分液漏斗中萃取除去过氧化物及醛。再用水洗，无水氯化钙干燥 24 小时，过滤，进一步用钠丝干燥，用前重蒸即可。

（2）干燥乙醚可通过活化的氧化铝（80g/700ml）。

（3）欲除去少量醇时，可加入少量高锰酸钾粉末及固体氢氧化钠（约 10g），放置数小时后，在氢氧化钠表面如有棕色树脂状物质生成，可重复此操作至不生成棕色物为止，然后过滤，加无水氯化钙干燥，过滤，重蒸即可。

8. 丙酮 CH_3COCH_3

分子量 58.08，bp 56.5℃，相对密度 0.788，闪点 -20℃（OC），爆炸极限 2.55%～12.8%（V/V），介电常数（ε）20.7。

能与水以任意比例互溶，不形成恒沸混合物，溶于乙醚、乙醇、三氯甲烷等有机溶剂。极易燃烧、挥发，有毒。

所含水分可用无水硫酸钙、氯化钙脱水干燥，过滤后，重蒸即可除去。

醇、醛、有机酸等杂质，可以加入少量固体高锰酸钾，回流至紫色不褪，冷却后过滤，干燥，重蒸即可除去。

9. 丁酮 $CH_3CH_2COCH_3$

分子量 72.10，bp 79.6℃，相对密度 0.805，闪点 -9℃（OC），爆炸极限 1.7%～11.4%（V/V），介电常数（ε）18.5。

在 20℃时，100g 水可溶 24g 丁酮，能形成含水 11%、沸点为 73℃的共沸混合物；溶于醇、醚等有机溶剂。

精制方法可参照丙酮。

10. 乙酸乙酯 $CH_3COOC_2H_5$

分子量 88.10，bp 77℃，相对密度 0.902，闪点 -4℃（OC），爆炸极限 2.0%～11.5%（V/V），介电常数（ε）6.0。

在 20℃时，100g 水中可溶 8.6g 乙酸乙酯，能形成含水 8%、沸点为 71℃的共沸混合物；溶于乙醇、乙醚、三氯甲烷、苯等有机溶剂，易燃，有麻醉性。常见杂质为水、乙醇、乙酸。用 5%碳酸钠溶液洗 1～2 次可洗去酸。用饱和氯化钙溶液可洗去醇，再用无水氯化钙干燥，重蒸即达到精制目的。

11. 甲酸 HCOOH

分子量 46.03，mp 8.6℃，bp 100.8℃，相对密度 1.22，闪点 68.9℃（OC），介电常数（ε）58.5。

能与水以任意比例互溶，并能形成含水 26%、沸点为 107℃的恒沸混合物；与醇、醚、甘油等互溶。无色强酸性液体，有辛辣臭味，并有腐蚀性，为强还原剂，可燃。

直接减压分馏，收集液用冰水冷却，可得无水甲酸，或加入新制无水硫酸铜，放置数日，除去甲酸中所含的 1/2 的水，再蒸馏，于 100.5℃/101.3kPa 或 25℃/5.3kPa，收集无水甲酸。

12. 乙酸 CH_3COOH

分子量 60.05，mp 16.7℃，bp 118℃，相对密度 1.049，闪点 39℃（OC），爆炸极限大于 4%（V/V），介电常数（ε）6.2。

能与水以任意比例互溶，但不形成恒沸混合物；溶于醇、醚和四氯化碳，但不溶于二硫化碳，为有乙酸气味的无色液体，有腐蚀性，其蒸气有毒、易燃。

常含微量水、醛及其他还原性杂质，加入适量乙酸酐能除去所含的水，也可用冷冻法除水，将乙酸冷至 0～10℃，滤出凝固的冰醋酸，融化后再冷冻一次，即可去除水分，微量水可用五氧化二磷除去。与 2%铬酸共热 1 小时或 2%～5%高锰酸钾回流 2～6 小时，再分馏，可除去还原性物质。

13. 四氢呋喃 C_4H_8O

分子量 72.10，bp 66℃，相对密度 0.887，闪点 -14℃（OC），爆炸极限 1.8%～11.8%（V/V），介电常数（ε）7.6，在空气中能形成爆炸性过氧化物。

溶于水并能形成含水 5%、沸点为 64℃的恒沸混合物；溶于多数有机溶剂，为有乙醚气味的无色液体，易燃。

四氢呋喃易氧化成爆炸性过氧化物，处理前应先取少量与碘化钾酸性水溶液混合，如有过氧化物存在，即出现游离碘的颜色。此时可加 0.3%的氯化亚铜，回流 30 分钟后，蒸馏，再用分子筛或金属钠等干燥，精制后的四氢呋喃应立即使用，保存时应加入稳定剂（0.025%的 2，6-二叔丁基-4-甲基苯酚）。

14. 吡啶 C_5H_5N

分子量 79.10，bp 115.2℃，相对密度 0.9819，闪点 20℃（CC），爆炸极限 1.7%～12.4%（V/V），介电常数（ε）12.3。

能与水以任意比例互溶，并能形成含水 42%、沸点为 93℃的恒沸混合物；溶于醇、醚、苯等有机溶剂。无色或微黄色液体，易燃，显弱碱性，有恶臭；对皮肤有刺激性，吸入蒸气可出现头晕、恶心及肝脏损坏，大量吸入能麻痹中枢神经。

可用固体氢氧化钠干燥，分离析出水层后，再加固体氢氧化钠至无水层析出，然后蒸馏即得无水吡啶；也可用 4Å 分子筛进行干燥。

15. 二乙胺 $(C_2H_5)_2NH$

分子量 73.14，bp 55.5℃，相对密度 0.711，闪点 15℃（OC）。

溶于水、醇、乙醚中；为无色、有臭味的挥发性可燃液体，碱性，能腐蚀玻璃。

可与固体氢氧化钾回流，然后重蒸即得精制品。

16. 乙二胺 $H_2NCH_2CH_2NH_2$

分子量 60.10，mp 8.5℃，bp 117.1℃，相对密度 0.898，闪点 38℃（CC）。

溶于水和乙醇，不溶于苯和乙醚，能与水蒸气一同挥发，为无色的强碱性黏稠液体，有臭味，易燃。

精制方法参见二乙胺。

17. 甲酰胺 $HCONH_2$

分子量 45.04，mp 2.55℃，bp 210.5℃（分解），相对密度 1.134，闪点 154.4℃（OC），介电常数（ε）101。

溶于水、醇，不溶于烃类和乙醚，不与水形成恒沸物。有吸湿性，与醇共热能生成甲酸酯，有毒。常含甲酸胺与酸类，以溴麝香草酚蓝为指示剂，用氢氧化钠中和，加热至 80～90℃减压蒸去氨和水，再中和至甲酰胺在加热时保持中性，加入甲酸钠，在 80～90℃减压蒸去氨和水，馏液再中和，再蒸馏，然后在没有二氧化碳、水的情况下分步结晶（mp 为 2.55℃）。

18. 二甲基甲酰胺（DMF）$HCON(CH_3)_2$

分子量 73.10，bp 152.8℃，相对密度 0.9445，闪点 57.6℃（OC），爆炸极限 2.2%～15.2%（V/V），介电常数（ε）36.7。

能与水互溶，与多数有机溶剂混溶。为无色液体，呈中性，有毒，对皮肤黏膜有轻微刺激。

精制：用硫酸钙或硫酸镁、碳酸钾干燥后，减压蒸馏。或将 250g 二甲基甲酰胺，30g 苯和 12g 水的混合物进行分馏。首先蒸去苯、水、胺及氨，然后真空蒸馏，使蒸出较纯的二甲基甲酰胺。

19. 二氯甲烷 CH_2Cl_2

分子量 84.94，bp 40℃，相对密度 1.325，闪点 30℃（OC），介电常数（ε）2.6。

25℃时，100g 水可溶 1.3g 二氯甲烷，形成恒沸混合物。溶于醇、醚。蒸气无燃烧性、爆炸性、但有麻醉作用，易挥发。

依次用酸、碱和水洗涤，加入无水碳酸钾或 4Å 分子筛干燥，然后蒸馏，即得精制品。

20. 三氯甲烷（氯仿）$CHCl_3$

分子量 119.39，bp 61.2℃，相对密度 1.484，介电常数（ε）4.8。

在 15℃时，100g 水可溶 1.0g 三氯甲烷，溶于乙醇、乙醚、苯等有机溶剂。能与水、乙醇形成三元恒沸混合物，有毒，有麻醉性，长期接触可引起肝脏损伤。在空气中遇光能氧化，产生剧毒的光气，不燃烧。

一般三氯甲烷中均加入 0.5%～1%乙醇作为安定剂。如要去除，可用水洗涤数次，再用无水氯化钙干燥，重蒸即可精制；也可用浓硫酸洗涤后，用水洗，再用无水氯化钙或无水碳酸钾干燥，然后重蒸即得精制品（注：不可用金属钠干燥，否则可能发生爆炸）。

21. 四氯化碳 CCl_4

分子量 153.84，bp 76.8℃，相对密度 1.5842，介电常数（ε）2.2，不燃烧。

在 25℃时，100g 水可溶 0.8g 四氯化碳，能形成含水 4%、沸点 66℃的共沸混合物。溶于其他有机溶剂。有轻微麻醉性，有毒，对肝和肾功能能引起严重的损害，吸入或接触均可导致中毒，慢性中毒症状为头昏、眩晕、倦怠无力等。

常含有二硫化碳等杂质。可在 1000ml 中加 50% 氢氧化钾乙醇液 100ml，60℃加热 30 分钟，冷后水洗数次，再用少量浓硫酸振摇多次，至酸层不再变色，再用水洗数次，最后用无水氯化钙（或固体氢氧化钠、五氧化二磷、4Å 分子筛）脱水，蒸馏即得精制品（注：不可用金属钠脱水）。

22. 二氯乙烷 $ClCH_2CH_2Cl$

分子量 98.96，bp 83.4℃，相对密度 1.235，闪点 17℃（OC），爆炸极限 5.8%～15.9%（V/V），介电常数（ε）10。

20℃时，100g 水可溶 0.87g 二氯乙烷，能形成含水 18%、沸点为 72℃的共沸混合物。溶于其他有机溶剂。易挥发、燃烧，有麻醉性，有毒，能引起皮肤湿疹，其蒸气影响视力。

用浓硫酸洗涤可除去防氧化的醇，水洗，然后用稀氢氧化钾或硫酸钠洗涤，再用水洗，以无水氯化钙或硫酸镁干燥，分馏即可得精制品。

23. 二硫化碳 CS_2

分子量 76.14，bp 46.25℃，相对密度 1.260，闪点 -30℃（OC），爆炸极限 1%～60%（V/V），介电常数（ε）2.6。

20℃时，100g 水仅溶 0.29g 二硫化碳，能形成含水 2%，沸点为 44℃的共沸混合物。溶于其他有机溶剂。极易挥发，燃烧，燃点为 100℃，沸水即可引燃，燃烧时产生有毒气体，有毒，吸入或接触都能导致中毒，大量吸入可致耳聋。纯品为有香味的无色液体，久置后变黄。常含有硫化氢、硫氧化碳等杂质，气味难闻。可依次用金属汞、饱和氯化汞冷溶液振摇，最后用 0.5%的高锰酸钾溶液洗涤，蒸馏即可制得精品。

附录三　常用分离材料及数据

附表 1　硅胶和氧化铝含水量与活性的比较

硅胶含水量（%）	氧化铝含水量（%）	活性级
0	0	I
5	3	II
15	6	III
25	10	IV
38	15	V

附表 2　色谱用滤纸的性能和规格

型号	标准（g/m）	厚度（mm）	吸水性（半小时内水上升毫米）	性能	灰分
1	90	0.17	150～120	快速	0.08
2	90	0.16	120～91	中速	0.08
3	90	0.15	90～60	慢速	0.08
4	180	0.34	151～121	快速	0.08
5	180	0.32	120～91	中速	0.08
6	180	0.30	90～60	慢速	0.08

附表 3　一些代表性的大孔吸附树脂的性能

商品名	活性基团	极性	比表面积（m²/g）	孔径（mm）
Amberlite XAD-2	PS	非极性	330	4.0
Amberlite XAD-3	PS	非极性	526	4.4
Amberlite XAD-4	PS	非极性	750	5.0
ADS-5	PS	非极性	550	20～25
ADS-3	PS	非极性	1000	5～6
Amberlite XAD-6	COOR	中极性	498	6.3
Amberlite XAD-7	COOR	中极性	450	8.0
ADS-8	COOR	中极性	140	25.0
Amberlite XAD-9	—	极性	250	8.0
Amberlite XAD-10	—	极性	69	35.2
ADS-16	酰胺	极性	50	—
Amberlite XAD-11	氧化氮类	强极性	170	21.0
Amberlite XAD-12	氧化氮类	强极性	25	130
ADS-7	NRR	强极性	200	—

附表 4　Sephadex 的性能参数

型号	床体积（ml/g 干胶）	外水体积（ml/g 干胶）	内水体积（ml/g 干胶）	湿密度（g/ml）	分离范围（以分子量计）		最少溶胀时间（小时）	
					多肽、蛋白质	多糖	室温	沸水浴
G-10	2	0.8	1.0	1.24	<700	<700	3	1
G-15	3	1.1	1.5	1.19	<1500	<1500	3	1
G-25	5	2.0	2.5	1.13	1000～5000	1 005 000	6	2
G-50	10	4	5	1.07	1500～30 000	500～10 000	6	2
G-75	13	5	7	1.05	3000～70 000	1000～50 000	24	3
G-100	17	6	10	1.04	4000～150 000	1000～10 000	48	5
G-150	24	8	15	1.03	5000～400 000	1000～150 000	72	5
G-200	30	9	20	1.02	5000～800 000	1000～200 000	72	5

附表 5　bio-gel P 的性能参数

型号	床体积（ml/g）	吸水量（g/g）	分离范围（以分子量计）	最少溶胀时间（小时）
bio-gel P-2	3.8	1.5	170～2600	2～4
bio-gel P-4	5.8	2.4	600～3500	2～4
bio-gel P-6	8.8	3.7	1000～5000	2～4
bio-gel P-10	12.4	4.5	2500～40 000	2～4

续表

型号	床体积（ml/g）	吸水量（g/g）	分离范围（以分子量计）	最少溶胀时间（小时）
bio-gel P-30	14.8	5.7	3000～50 000	10～12
bio-gel P-60	19.0	7.2	5000～65 000	10～12
bio-gel P-100	19.0	7.5	5000～100 000	24
bio-gel P-150	24.0	9.2	5000～200 000	24
bio-gel P-200	34.0	14.7	40 000～250 000	48
bio-gel P-300	40.0	18.0	50 000～600 000	48

附表 6　交联葡聚糖 LH-20 的性能参数

溶剂	吸溶剂量（ml/g 干胶）	床体积（ml/g 干胶）
二甲基甲酰胺	2.2	4.0～4.5
水	2.1	4.0～4.5
甲醇	1.9	4.0～4.5
乙醇	1.8	3.5～4.5
三氯甲烷	1.6	3.0～3.5
正丁醇	1.6	3.0～3.5
四氢呋喃	1.4	3.0～3.5
丙酮	0.8	—
乙酸乙酯	0.4	—
甲苯	0.2	—

附表 7　离子交换交联葡聚糖的性质

商品名	化学名	活性基团	吸附容量		稳定 pH
			小离子（meq/g）	血红蛋白（g/g）	
CM-sephadex G-25	羧甲基	CH_2COO^-	4.5±0.5	0.4	6～10
CM-sephadex G-50	羧甲基	CH_2COO^-	—	9	—
DEAE-sephadex A-25	二乙基氨基乙基	$(CH_2)NH^+(C_2H_5)$	3.5±0.5	0.5	2～9
DEAE-sephadex A-50	二乙基氨基乙基	$(CH_2)NH^+(C_2H_5)$	—	5	—
QAE-sephadex A-25	季胺乙基	—	3.0±0.4	0.3	2～10
QAE-sephadex A-50	季胺乙基	—	—	6	—
SE-sephadex C-25	磺乙基	$(CH_2)_2SO_3^-$	2.3±0.3	0.2	2～10
SE-sephadex C-50	磺乙基	$(CH_2)_2SO_3^-$	—	3	—
SP-sephadex C-25	磺丙基	$(CH_2)_3SO_3^-$	2.3±0.3	0.2	2～10
SP-sephadex C-50	磺丙基	$(CH_2)_3SO_3^-$	—	7	—
CM-sephadex CL-6B	羧甲基	CH_2COO^-	13±2	10.0	3～10
DEAE-sephadex CL-6B	二乙基氨基乙基	$(CH_2)NH^+(C_2H_5)$	12±2	10.0	3～10

附表 8　高效液相色谱常用的色谱柱

色谱柱	载体	键合基团或孔径（nm）	形状	粒度（μm）	比表面积（m²/g）或覆盖率（μmol/L）
YWG	硅胶	<10	无定形	3～5	300
	硅胶	<10	无定形	5～7	300
	硅胶	<10	无定形	7～10	300
YQG	硅胶	—	球形	3、5、7	—
$YWG-C_{18}H_{37}$	YWG	$Si(CH_2)_{17}CH_3$	无定形	10±2	11
$YWG-C_6H_5$	YWG	$Si(CH_2)_{17}C_6H_5$	无定形	10	3～14
YWG-CN	YWG	$Si(CH_2)_2CN$	无定形	10	8
$YWG-NH_2$	YWG	$Si(CH_2)_3NH_2$	无定形	10	10

续表

色谱柱	载体	键合基团或孔径（nm）	形状	粒度（μm）	比表面积（m²/g）或覆盖率（μmol/L）
YWG-SO$_3$H	YWG	（CH$_2$）$_2$C$_6$H$_4$-SO$_3$H	无定形	10	7
YWG-R$_4$NCl	YWG	—[N（CH$_3$）$_2$—CH$_2$C$_6$H$_5$]$^+$Cl$^-$	无定形	10	（100）
Spherisorb ODS-1	Lichrosorb	Si（CH$_2$）$_{17}$CH$_3$	无定形	10	6
Lichrosorb NH$_2$	Lichrosorb	Si（CH$_2$）$_3$NH$_2$	无定形	5、10	—
Patisil 5	硅胶	4～5	无定形	5	400
μ-Porasil	硅胶	—	球形	10	400
Adsorbosphere-HS	硅胶	6	球形	3、5、7	350
Spherisorb	硅胶	8	球形	3、5、7	220
Nucleosil-100	硅胶	10	球形	3、5、7	350
μ-Bondapak-C$_{18}$	μ-Porasil	Si（CH$_2$）$_{17}$CH$_3$	—	10	10
Zorbax-ODS	—	Si（CH$_2$）$_{17}$CH$_3$	球形	5～7	—
Adsorbosphere	Adsorbosphere-HS	Si（CH$_2$）$_{17}$CH$_3$	球形	3、5、7	20
HS-C$_{18}$	Spherisorb	Si（CH$_2$）$_{17}$CH$_3$	球形	3、5、10	6
Lichrosorb RP-8	Adsorbosphere	Si（CH$_2$）$_7$CH$_3$	球形	3、5、7	8
Adsorbosphere C$_8$	Spherisorb	Si（CH$_2$）$_7$CH$_3$	球形	3、5、10	6
Micropak-CN	Lichrosorb	Si（CH$_2$）$_2$CN	无定形	10	—
Adsorbosphere CN	Adsorbosphere	Si（CH$_2$）$_2$CN	球形	5、10	—
Spherisorb CN	Spherisorb	Si（CH$_2$）$_2$CN	球形	3、5、10	—
μ-Bondapak NH$_2$	μ-Porasil	Si（CH$_2$）$_3$NH$_2$	—	10	—
Zorbax SCX	—	SO$_3$H	球形	6～8	5000
Nucleosil SA	—	SO$_3$H	球形	5、10	—
Zorbax SAX	—	NR$_3$$^+Cl^-$	球形	6～8	1000
Nucleosil SB	—	NR$_3$$^+Cl^-$	球形	5、10	1000

附表9　薄层色谱常用的固定相

型号	所含成分（%）	石膏含量（μm）	粒度孔径（nm）
硅胶 H	不含黏合剂	10～40	80～100
硅胶 G	含石膏	10～40	80～100
硅胶 GF$_{254}$	含石膏及荧光粉	10～40	80～100
硅胶 HF$_{254}$	只含荧光粉	10～40	80～100
硅胶 150	不含黏合剂	—	150
硅胶 150G	含石膏	15	150
硅胶 150S	含 15%淀粉	—	150
硅胶 150LS$_{254}$	含无机荧光粉	—	150
硅胶 150G/LS$_{254}$	含石膏和荧光粉	15	150
硅胶 150S/LS$_{254}$	含淀粉和荧光粉	—	150
硅胶 Kieselgel G	含石膏	13	—
硅胶 Kieselgel 40G	含石膏	13	40
硅胶 Kieselgel 60G	含石膏	13	60
硅胶 Kieselgel 100G	含石膏	13	100
硅胶 Kieselgel GF$_{254}$	含石膏和荧光粉	13	—
硅胶 Kieselgel H	不含石膏	—	—
氧化铝 G	含石膏	—	—
Aluminium oxide G	含石膏	15	—
Aluminium oxide GF$_{254}$	含石膏和荧光粉	15	—